健康素养系列丛书

哮喘防治常识

丛书主编　邹志江
丛书副主编　刘亦文　万德芝　王少臣
丛书编委　（按姓氏笔画顺序）
万　娟　万德芝　王少臣　卢小凡　付　恺
许乐为　刘亦文　邹志江　陈国安　吴寒冰
杨　冰　欧阳宗保　欧阳茜　张　莉　龚小平
黄迅前　曾庆勇　熊　丽　戴岳华　瞿　园

本书主编　张　莉
本书副主编　陈　红

江西科学技术出版社

图书在版编目(CIP)数据

哮喘防治常识/张莉主编.
——南昌:江西科学技术出版社,2016.7
ISBN 978-7-5390-5708-8

Ⅰ.①哮…　Ⅱ.①张…　Ⅲ.①哮喘-防治　Ⅳ.①R562.2

中国版本图书馆 CIP 数据核字(2016)第 131212 号

国际互联网(Internet)地址:http://www.jxkjcbs.com
选题序号:ZK2016145
图书代码:D16022-101

哮喘防治常识

主编/张莉

责任编辑/范春龙
出版发行/江西科学技术出版社
社址/南昌市蓼洲街 2 号附 1 号
邮编/330009　电话/(0791)86623491　86639342(传真)
经销/各地新华书店
印刷/江西千叶彩印有限公司
版次/2016 年 7 月第 1 版
2016 年 7 月第 1 次印刷
开本/787mm×1092mm　1/16　9 印张
字数/100 千字
书号/ISBN 978-7-5390-5708-8
定价/28.00 元
赣版权登字-03-2016-227

前 言

健康是促进人的全面发展的必然要求，是国家富强和人民幸福的重要标志。习近平总书记指出，没有全民健康，就没有全面小康。党的十八届五中全会从协调推进“四个全面”战略布局出发，提出“推进健康中国建设”的宏伟目标，江西省人大十二届五次会议通过的“政府工作报告”中提出的“推进健康江西建设”，充分体现了党和政府以人为本、执政为民的理念，凸显了党和政府对维护国民健康的高度重视与坚定决心。

随着国家经济的发展，人民生活水平的提高，如何提高国民的健康素养，有效增进国民的健康水平，是迫在眉睫的重大问题，而这个问题的改善需要社会各界有识之士共同努力。

在增进健康的努力中，人们往往过分依赖于医生、药物和医疗设施，却很少重视自身在增进健康中的主导作用，常常自叹工作忙而忽视自我保健，以致产生许多本来可以预防和避免的疾病；部分本来可以根治的疾病，也因此失去了治疗良机，导致健康水平的降低。在日常生活中，有些人被疾病折磨了几十年，仍对自己所患的疾病一无所知，或者知之甚少，把疾病康复的希望全部寄托在医生身上。实际上，医生并不是疾病预防和康复的主体，真正的主体是自己。就拿冠心病来讲：高胆固醇饮食、吸烟、肥胖、高血压和紧张情绪等均是引起和加剧冠心病的危险因素，而这些心理和行为因素都属于可以通过行为方式的改变而消除的危险因素。至于疾病的康复手段和方法，除了药物外，诸如运动、饮食等养生保健方法，更是医生所替代不了的。

依靠自己的主观努力，积极采取一切可以促进健康的自我保健方法，积极配合医生，同不健康、虚弱、疾病、衰老作斗争已越来越被人们所重视。另外，随着国家医疗体制改革进一步深化，医疗保险制度的普及和完善，人们迫切需要一套能比较系统、全面指导预防、医疗、保健、康复的医学科普书籍。为此，我们组织医学专家撰写了这套《健康素养系列丛书》，力求以通俗易懂的文字，把人们日常生活中最常见而又容易忽视的健康知识奉献给关心和爱护健康的人们。

《健康素养系列丛书》为人们防治常见病、慢性病提供了行之有效的自我保健方法，对提高生活质量作了精辟论述，是一套有别于医学专业书籍的新颖的科普知识系列读本。本丛书面向基层，面向群众，通过阅读，使读者能在自己的努力下，进行自我强身，以增强体质，减少疾病；一旦患病，以利尽早发现，及时治疗，早日康复，将疾病带来的损害降至最低限度；讲究实用，力求做到易读、易懂、易操作。一书在手，犹如请了一位家庭医学顾问。

限于水平与时间，本套丛书不足之处在所难免，望广大读者批评、指正。

目录

CONTENTS

第一章　认识哮喘

第二章 不同人群的哮喘常识

第三章 日常生活中哮喘的注意事项

第四章 哮喘的预防与治疗

第五章 哮喘的家庭护理

第一章

认识哮喘

1 什么是哮喘

支气管哮喘（bronchial asthma，哮喘）是由多种细胞特别是肥大细胞、嗜酸性粒细胞和T淋巴细胞一起作用引起的慢性气道炎症，在易感者中此种炎症可引起反复发作的喘息、气促、胸闷和（或）咳嗽等症状，多在夜间和（或）凌晨发生。但症状可自行或经治疗缓解。近十余年来，美国、英国、澳大利亚、新西兰等国家哮喘患病率和死亡率有上升趋势。在美国约有1200万哮喘患者。1982～1992年，哮喘发病率从34.7/1000增至49.4/1000。哮喘的死亡率从13.4/100万增至18.8/100万，增加了40%，黑人的死亡率高于白人5倍。1990年，因哮喘住院的花费超过了20亿美元，而哮喘治疗的总费用为60.21亿美元。我国哮喘的患病率约为1%，儿童可达3%，据测算全国约有1千万以上哮喘患者。

哮喘的气道阻塞由联合因素所致，包括有气道平滑肌痉挛、气道黏膜水肿、黏液分泌增加、气道壁细胞（尤其是嗜酸性细胞和淋巴细胞）浸润和气道上皮损伤和脱屑。支气管痉挛、平滑肌收缩导致的支气管痉挛曾被认为是气道阻塞的主要原因。但目前已知，哮喘尤其是慢性哮喘，实质上是一种气道炎症性疾病。甚至是轻度哮喘患者，也存在着炎症反应，特别是活性嗜酸性细胞和淋巴细胞浸润，但也可有中性粒细胞和肥大细胞，还可发生上皮细胞脱屑。对于吸入抗原引起的急性反应以及运动引起的反应，肥大细胞似乎起重要作用，但对于慢性炎症的病因，肥大细胞的重要性不如其他细胞。周围血和气道分泌物中嗜酸性细胞的数目与支气管高反应性的程度关系密切。

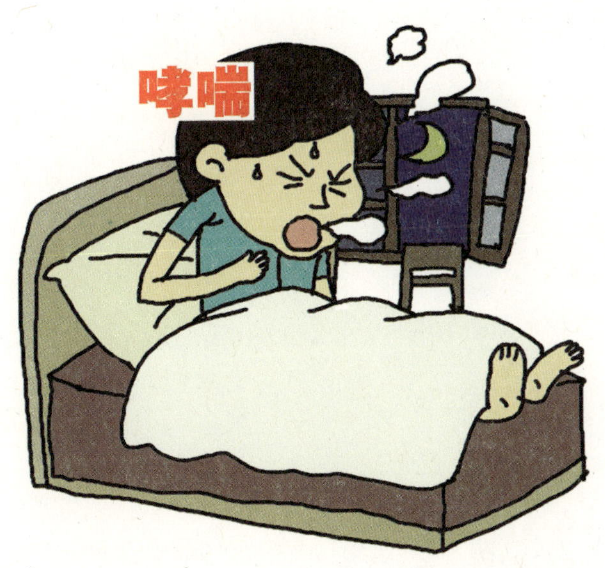

所有活动性哮喘患者，都典型地具有气道高反应性，表现为对多种刺激过分的支气管收缩反应。气道高反应性的程度与炎症程度密切相关，两者都与疾病的严重性高度相关，都需药物治疗。然而，引起气道高反应性的原因仍不清楚。气道结构改变可能与此有关。例如，上皮脱屑导致了上皮衍化舒张因子和前列腺素 E_2 的丢

失，而这两种物质能降低支气管收缩介质的收缩反应。当上皮受损时，由上皮细胞产生的能分解支气管收缩介质（如P物质）的中性肽链内切酶也随之消失。另一个致气道高反性的原因可能是气道重塑导致气道壁厚度轻度增加。

2 如何判断哮喘发作的程度

哮喘患者时常会出现急性哮喘发作，轻度发作可自行缓解或用药后缓解，而较严重的发作，则需要及时就医和积极治疗。患者可通过自觉症状的变化，作出初步估计，判断哮喘发作程度，以便采取相应的措施。

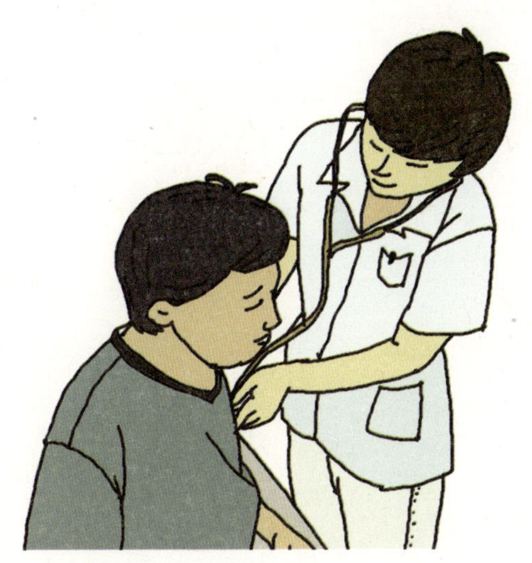

①轻度。自觉症状轻微，仅步行时感气促，体位自由，可以平卧，能连续交谈，能听到轻微的哮鸣音，呼吸略感短促，但情绪尚安静，或略有焦虑。

②中度。自觉呼吸急促、困难，稍有活动症状会明

显。喜欢取坐位，交谈时语句短促，可听到哮鸣音，有时情绪焦虑和烦躁，并有多汗现象。

③重度。休息时也感呼吸短促、增快，坐时需采取前倾位，只能发出片言只语，可以听到广泛哮鸣音。常有情绪焦虑和烦躁，且大汗淋漓，甚至口唇、指甲发绀。

④危重。出现嗜睡，甚至意识模糊症状。

3 哮喘早期发作有怎样的先兆

①典型的支气管哮喘，发作前有先兆症状，如打喷嚏、流涕、咳嗽、胸闷等，如不及时处理，可因支气管阻塞加重而出现哮喘，严重者可被迫采取坐位或呈端坐呼吸，干咳或咯大量白色泡沫痰，甚至出现发绀等，但一般可自行用平喘药物等治疗后缓解，某些患者在缓解数小时后可再次发作，甚至导致哮喘持续状态。

②哮喘早期发作在临床上还存在非典型表现的哮喘，如咳嗽变异型哮喘，患者在无明显诱因咳嗽 2 个月以上，夜间及凌晨常发作，运动，冷空气等诱发加重，气道反应性测定存在有高反应性，抗生素或镇咳，祛痰药治疗无效，使用支气管解痉剂或皮质激素有效，但需排除引起咳嗽的其他疾病。

4 哮喘发作时会有怎样的表现

哮喘发作以后，患者一定要看看自己周围有哪些过敏源，然后尽量远离这些过敏源，这样才能避免哮喘更加严重。不过，哮喘并不一定是过敏源导致的，我们要根据自己患病的情况进行判断。

①哮喘病患者常会有气短的感觉，经常会出现呼吸困难的情况。由于支气管平滑肌收缩，使患者有气短感觉。病情轻者，只在运动时或进行较大体力活动时，感觉到气量不够，平时只觉胸闷。病情比较严重者，病症就明显得多，在安静时，也会感到呼吸困难。周围的人常可听到患者呼吸时发出的喘鸣声。病情更严重时，有持续喘憋发生，呼吸急促，不能平卧，只有坐着呼吸，才能稍感通畅。

②哮喘患者在发作时最明显的症状之一就是咳嗽。咳嗽是呼吸疲乏疾病非常普遍的症状。在患有感冒、支气管炎、肺炎，甚至肺结核、肺癌时，均有咳嗽。咳嗽也是哮喘最常见的症状之一。很多患者在病初，只表现有长期咳嗽。一般呼吸道感染，咳嗽在 2 ~ 3 周消失。但若咳嗽持续 1 ~ 2 个月后不消失，以干咳为主，并常在夜

间、晨起及运动后显著，医生检查其肺功能正常，胸片正常，耳鼻咽喉科等检查也未见异常，用很多抗生素无效，就很可能为不典型哮喘的表现。

经用支气管扩张药、抗组织胺类药物，或皮质激素治疗后症状好转，也对诊断有一定帮助。这种长期咳嗽，如果能排除外气道异物或肺结核等其他疾病，可以诊断为过敏性或咳嗽变异性哮喘。

③哮喘患者常会在夜间发病，经常会憋醒，需要服药继续入睡。在半夜，尤其是清晨 4 ~ 5 时，气流阻塞最严重，使患者感到呼吸困难，对刺激因素更敏感。重者遍身冷汗，唇指发绀，彻夜难眠，痛苦异常。须采取坐位，两手前撑，两肩耸起才能有所缓解，除了会引起睡眠不足外，也会影响学习或工作。

5 引起哮喘持续状态的原因是什么

引起哮喘持续状态不能缓解的原因很多，大体可归纳为以下几种：

①某些过敏源或其他诱发哮喘的因素持续存在，使支气管一直处于“紧张”状态，哮喘无法缓解。

②呼吸道感染未能及时控制，特别是病毒、支原体和衣原体类的感染，使支气管黏膜充血、肿胀，分泌物增多变稠，一般支气管舒张剂不能使哮喘缓解。

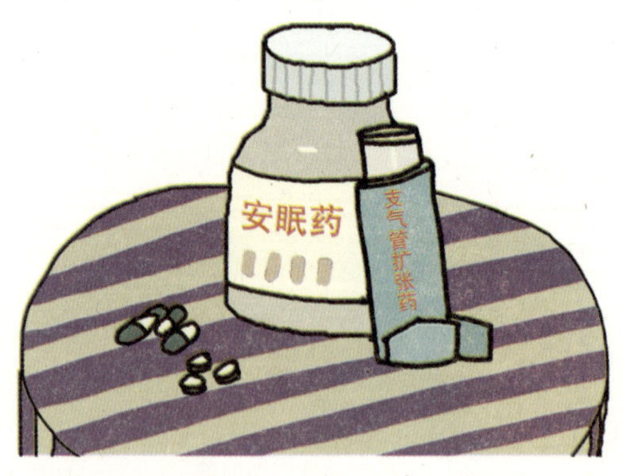

③由于哮喘发作时出汗较多，张口呼吸，饮水少，再加上氨茶碱等强心利尿药的作用，使全身及呼吸道水分丢失较多，痰液变得黏稠，形成痰栓阻塞气道，导致

喘息不止。

④对β受体激动剂等平喘药疗效不佳，或在长期规律用药（如规律吸入激素）后突然停止用药，造成气道反应性增高。

⑤精神紧张，昼夜不眠，机体抵抗力下降。

⑥严重缺氧、二氧化碳潴留、酸中毒，使支气管解痉剂不能发挥作用。

⑦患者合并肺不张或气胸等并发症。

6 哮喘常见的并发症有哪些

（1）猝死

猝死是支气管哮喘最严重的并发症，因其常常无明显先兆症状，一旦突然发生，往往来不及抢救而死亡。哮喘猝死的重要原因可归纳为：

①特异性超敏反应：由于气道处于高敏状态，特异性或非特异性刺激，尤其是进行气道反应性测定时，可引起严重的气管水肿和广泛支气管痉挛，使气管阻塞窒息或诱发严重的心律失常甚至心搏骤停而死亡。

②闭锁肺：可由于广泛痰栓堵塞支气管或异丙肾上腺素的副作用，后者系因该药代谢的中间产物3－甲氧异丙肾上腺素，不仅不能兴奋β受体，而且还能引起β受体阻滞作用，引起支气管平滑肌痉挛而使通气阻滞。

③致命的心律失常：可由严重缺氧、水、电解质和酸碱失衡引起，也可由药物使用不当引起，如并发心力衰竭时应用洋地黄，支气管舒张时应用β受体兴奋剂、氨茶碱等，如果静注氨茶碱，血浓度 > 30mg/L 时，可以诱发快速性心律失常。

（2）下呼吸道和肺部感染

据统计，哮喘约有半数因上呼吸道病毒感染而诱发，由此使呼吸道的免疫功能受到干扰，容易继发下呼吸道和肺部感染，因此，应努力提高哮喘患者的免疫功能，保持气道通畅，清除气道内分泌物，保持病室清洁，预防感冒，以减少感染。一旦有感染先兆，应适当选用抗生素治疗。

（3）水电解质和酸碱失衡

由于哮喘发作，缺氧，摄食不足，脱水，心、肝尤其是呼吸和肾功能不全，常常并发水、电解质和酸碱失衡，这些均是影响哮喘疗效和预后的重要因素，要努力维持水、电解质和酸碱平衡，每天随时监测电解质和进行动脉血气分析，及时发现异常，及时处理。

（4）气胸和纵隔气肿

由于哮喘发作时气体潴留于肺泡，使肺泡含气过度，肺内压明显增加，慢性哮喘已并发的肺气肿会导致肺大泡破裂，形成自发性气胸，应用机械通气时，气道和肺泡的峰压过高，也易引起肺泡破裂而形成气压伤，引起气胸甚至伴有纵隔气肿。

（5）呼吸衰竭

严重哮喘发作通气不足，感染，治疗和用药不当，并发气胸、肺不张和肺水肿等，均是哮喘并发呼吸衰竭的常见诱因，一旦出现呼吸衰竭，由于严重缺氧，二氧化碳潴留和酸中毒，哮喘治疗加困难，要消除和减少诱因。

（6）多脏器功能不全和多脏器衰竭

由于严重缺氧、严重感染、酸碱失衡、消化道出血及药物的毒副作用，重症哮喘常并发多脏器功能不全甚至功能衰竭，要预防和纠正上述诱因，积极改善各重要脏器的功能。

（7）远期并发症

①发育不良和胸廓畸形：儿童哮喘，常常引起发育不良和胸廓畸形，究其因素是多方面的，如营养不足、低氧血症、内分泌紊乱等，有报告称长期全身使用皮质激素的患儿，有30%发育不良。

②慢阻肺、肺动脉高压和慢性肺心病：其发病与哮喘引起的长期或反复气道阻塞、感染、缺氧、高碳酸血症、酸中毒及血液黏稠度增高等有关。

7 哮喘是如何导致肺气肿、肺心病和呼吸衰竭的

哮喘可以分为支气管哮喘和过敏性哮喘两种，如果对哮喘患者不能进行及时的治疗，就会给患者的健康造成非常严重的影响。同时很多患者担心哮喘会转变成肺气肿、肺心病和呼吸衰竭等。

过敏性哮喘的儿童或青少年一般不常伴有慢性支气管炎，且发作大多有较长的间歇，或每次发作的时间并不长，因此在短期内不至于发展成肺气肿。但如抵抗力降低，经常接触刺激性物质或反复上呼吸道病毒性感染，可以合并发生慢性支气管炎，病情迁延难愈。

所以说单纯的支气管哮喘不像慢性支气管炎那样容易发展成肺气肿或肺心病。但若发作很频繁，或呈哮喘持续状态，尤其是合并慢性支气管炎后，则发生肺气肿并进而发展成肺心病的可能性就较大了。

支气管哮喘由于支气管痉挛、黏膜水肿及分泌物增多，使气道阻塞，当吸气时膈肌强烈收缩，肋外肌上提，胸廓扩大，胸腔负压增大，肺泡扩张，肺脏膨胀，整个胸廓成为气肿状态。在哮喘缓解期，可能并不出现肺气肿瘤临床表现，但如哮喘经常发作，支气管黏膜反复发

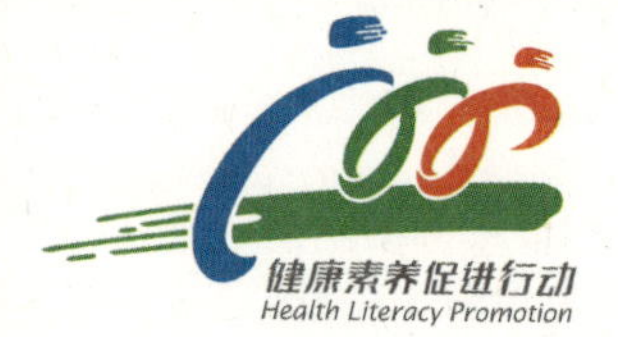

炎水肿，呼吸道的狭窄将成为恒久性。

吸气时支气管扩张，气体尚能进入肺泡，呼气时支气管缩小、塌陷，肺内气体不容易排出，肺泡内残留的气量增高，弹性减退，因而形成所谓阻塞性肺气肿。在慢性阻塞性肺气肿的基础上，随着病情加重，肺泡内压力不断增高，压迫肺泡壁周围的毛细血管，致使管腔狭窄或半塞，以致肺泡破裂，肺毛细血管床大大减少，肺循环阻力增大，发生肺动脉高压。

慢性阻塞性通气功能障碍及机传输线缺氧，促使肺小动脉痉挛，从而加重肺循环阻力及肺动脉高压，形成恶性循环，最终发展为以右心室肥厚扩张及右心衰竭为特征的肺心病。

因此，如果哮喘疾病得不到及时的治疗就会导致肺部遭受更严重的损伤，同时也有转变为肺气肿的可能，因此对于哮喘的治疗一定要积极，才能预防哮喘疾病发生病变的可能。

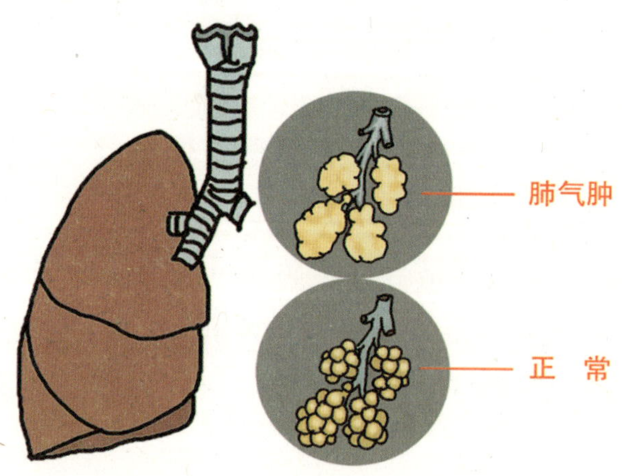

哮喘如果病情继续发展为肺心病，主要通过下列机理导致肺动脉高压：

①肺动脉痉挛。由于肺功能受损出现缺氧、高碳酸血症，直接导致肺动脉痉挛。

②肺血管床改变。随着肺气肿的加剧，肺泡内压升高，压迫肺泡壁毛细血管，造成管腔狭窄或闭塞，以及肺泡壁破裂造成毛细血管网的毁损等使肺毛细血管床大大减少，肺循环阻力增加，肺动脉压上升。

③水钠潴留等造成血容量增多，加重肺动脉高压。长期的肺动脉高压使右心负荷增加而发生肥厚，最后导致右心衰竭。所以支气管哮喘患者要提防肺心病，肺气肿患者更要提防。

由哮喘诱发的疾病不仅影响患者的正常生活，同时给患者带来严重的危害。呼吸衰竭是各种原因引起的肺通气和换气功能严重障碍，以致不能进行有效的气体交换，导致缺氧伴（或不伴）二氧化碳潴留，从而引起一系列生理功能和代谢紊乱的临床综合征。它是一种功能障碍状态，而不是一种疾病，可因肺部疾病引起，也可能是各种疾病的并发症。

呼吸衰竭发病的初期，首先出现的症状就是呼吸道病变。支哮喘症痉挛、上呼吸道肿瘤、异物等阻塞气道，引起通气不足、气体分布不匀导致通气，血流比例失调，发生缺氧和二氧化碳潴留，从而使患者感到呼吸困难。

若是患者对此不及时进行医治，那么就会发生肺组织病变。肺炎、重度肺结核、肺气肿、弥散性肺纤维化、肺水肿、成人呼吸窘迫综合征（ARDS）、矽肺等，可引起肺容量、通气量、有效弥散面积减少，这也是呼吸衰竭的一种症状。

当病情进一步加重时，可出现肺血管疾病。肺血管栓塞、肺梗死、肺毛细血管瘤，使部分静脉血流入肺静脉，发生缺氧。胸廓病

变。如胸廓外伤、畸形、手术创伤、气胸和胸腔积液等，影响胸廓活动和肺脏扩张，导致通气减少吸入气体不匀影响换气功能。这时，患者就应该及时治疗，避免更大的危害产生。

呼吸衰竭的症状还有神经中枢及其传导系统呼吸肌疾患。脑血管病变、脑炎、脑外伤、电击、药物中毒等直接或间接抑制呼吸中枢；脊髓灰质炎以及多发性神经炎所致的肌肉神经接头阻滞影响传导功能；重症肌无力和等损害呼吸动力引起通气不足，从而严重地破坏了患者的呼吸道。

8 引发哮喘的因素有哪些

哮喘是在遗传易感性的基础上经由环境因素相互作用而发生的疾病。遗传易感性涉及多个基因及其相互作用，致病的环境因素也是多种多样。

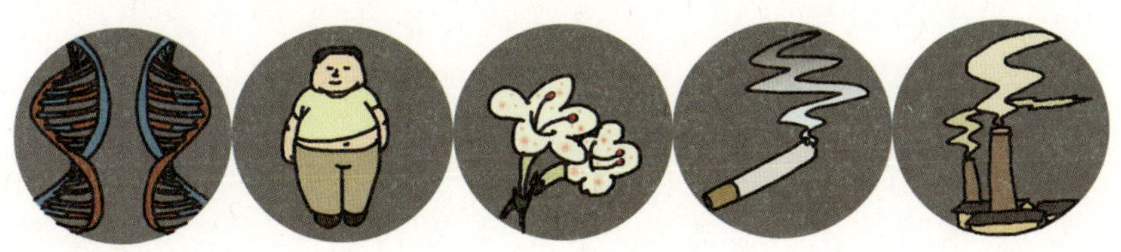

（1）遗传因素（20%）

遗传是最主要的宿主因素。有一个已知基因存在于两个或以上的研究人群，这说明基因间的相互作用可能更为重要，也再次印证了哮喘的多基因遗传特性。此外，药物作用的靶点，比如β2 受体、糖皮质激素受体等相关基因也是研究热点，这些基因的异常不仅可能与发病有关，也与治疗效果有关。

（2）肥胖因素（15%）

肥胖是哮喘发病的独立危险因素，尤其是对女性。肥胖的哮喘患者，治疗起来更困难。可能的机制：改变呼吸系统的机械特性；肪组织释放IL－6、TNF－α、嗜酸性粒细胞趋化因子、瘦素等炎症因子，使免疫功能整体呈现促炎倾向；肥胖的发生也是机体在遗传上、发育上、内分泌上、神经调节上存在某些缺陷的集中反映，这些缺陷可能也是哮喘的病因。

（3）接触过敏源（10%）

①吸入过敏原是哮喘的诱因。尘螨（Dermatophagoides sp.）是诱发哮喘发作最为常见的吸入过敏原。花粉、豚草、真菌孢子诱发的哮喘常常具有季节性的特点。起风暴的时候，常常扬起大量花粉，有可能引起众多哮喘患者同时发作，称为“风暴性哮喘”（thunderstorm asthma）。常年存在于环境中的过敏源，可以导致患者出现慢性持续症状，这类过敏源多半来源于家庭宠物毛屑、蟑螂、粉尘等。

②过敏原与哮喘发病的关系就比较复杂，可能受到过敏源的种类、暴露的剂量、暴露的时间、暴露时宿主的年龄以及宿主的遗传特征等多种因素影响，有时候，早期接触过敏源可以诱导免疫耐受，反而具有保护作用。

（4）吸烟（15%）

①宫内以及出生后接触香烟烟雾，可增加患儿出现哮喘样症状的风险。

②吸烟对哮喘患者有严重的负面影响：可导致哮喘频繁发作，肺功能衰退速度加快，病情更严重，住院率增加，削弱皮质激素的作用，死亡率更高。吸烟的哮喘患者气道中存在中性粒细胞占优势的炎症反应，与一般的哮喘有所不同。

（5）空气污染因素（10%）

空气污染物，如二氧化硫、臭氧，可以诱发哮喘发作。

9 支气管哮喘造成的危害包括哪些

①胸痛：哮喘患者在发病比较重的时候，就会出现胸痛的感觉，可能与呼吸肌过度疲劳有关。当合并气胸时，可突然出现严重的胸痛。

②呼吸困难：哮喘患者会出现呼吸困难的症状，还会感觉到胸痛、胸部有紧迫的窒息感。这种情况的时候如果不能平躺，头部要向前倾，发作可能要持续一段时间。

支气管哮喘患者如果随意调整自己服药的剂量，将会影响到哮喘的治疗，如果支气管哮喘患者认为病情确实已经得到控制，不需要使用这么多药物进行治疗，应该先和医生进行一下沟通，不然后期的危害还是很难预料的。

支气管哮喘，会有打喷嚏、流涕、咳嗽、胸闷等状况，严重者可被迫采取坐位或呈端坐呼吸，干咳或咳大量白色泡沫痰，但一般可用平喘药物等治疗后缓解，某些患者在缓解数小时后可再次发作，甚至导致哮喘持续状态。

此外还会有咳嗽，如变异型哮喘，患者在无明显诱

因咳嗽两个月以上，夜间及凌晨常发作，运动冷空气等诱发加重，气道反应性，测定存在有高反应性，抗素或镇咳祛痰药治疗无效，使用支气管解痉剂或皮质激素有效，但需排除引起咳嗽的其他疾病。

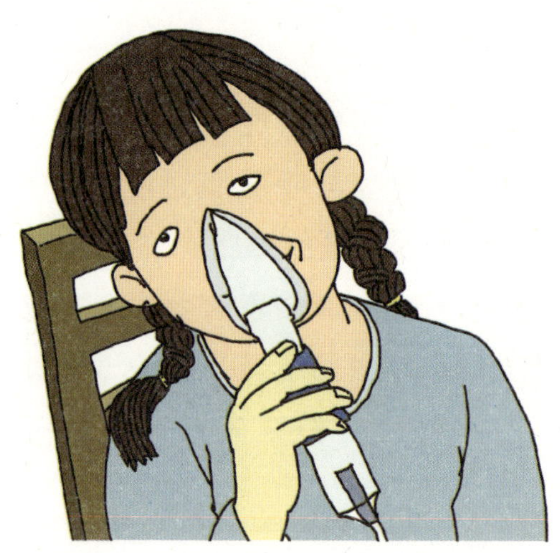

10 哮喘的易感人群有哪些

目前很多人都有“哮喘”，有的是遗传性、有的是过敏性鼻炎，而哮喘的持续状态是临床上常见急症，需要快速针对病因给予处理，大部分患者有过敏性哮喘，查找发作病因发现多与接触过敏源有关，过敏性哮喘疾病比较顽固，常发生于婴幼儿群体中，若不能及时对患者进行治疗，该疾病可终身伴随患者，且易发作，甚至威胁生命安全。

目前认为具有以下特点的人可能是将来发生哮喘的人群：

①出生时低体重、非母乳喂养、∞—3n 脂肪酸和抗氧化维生素摄入量过少。

②母体内及出生后早期接触环境中的香烟等烟雾。

③对尘螨（hdm）抗原高度过敏。

④气道反应性水平较高的儿童。

⑤儿童时期即出现对多种常见过敏原过敏。

⑥婴幼儿时期反复发生病毒性呼吸道感染。

⑦父母患有支气管哮喘或其他过敏性疾病家族史。

11 按照病理机制哮喘分为哪几种

哮喘患者气道分泌物中有许多炎症介质，导致支气管收缩，黏液分泌和微血管渗漏。渗漏，一种持续的炎症反应，导致了黏膜下水肿，气道阻力增加，同时引起气道高反应性。作为变态反应的结果，肺内既释放又形成炎症介质，这些介质包括组胺、花生四烯酸的代谢产物（白三烯和血栓素，两者均能引起气道高反应性的短暂增强）、半胱氨酰白三烯。

变态反应中T细胞活性是哮喘炎症特征的关键。T细胞及其分泌产物（细胞素）导致了气道炎症的持续存在。由一个特殊谱系淋巴细胞所产生的细胞素，促使炎症细胞的生长和分化，活化炎症细胞，使炎症细胞移行至气道，延长炎症细胞在气道中的寿命。主要细胞素包括白介素-4，是产生IgE所必需的；白介素-5，是嗜酸性细胞的化学吸引剂；粒细胞-巨噬细胞集落刺激因子，是白介素-5作用于嗜酸性细胞的刺激剂，但是潜力较弱。

胆碱能反射支气管收缩可能发生于对吸入刺激物质的急性反应期，然而，通过轴突反射途径的感觉神经神经肽释放可能更为重要。这些神经肽包括P物质，神经激肽 A 和降钙素相关肽，引起血管通透性增加，黏液分泌，支气管收缩和支气管血管扩张。

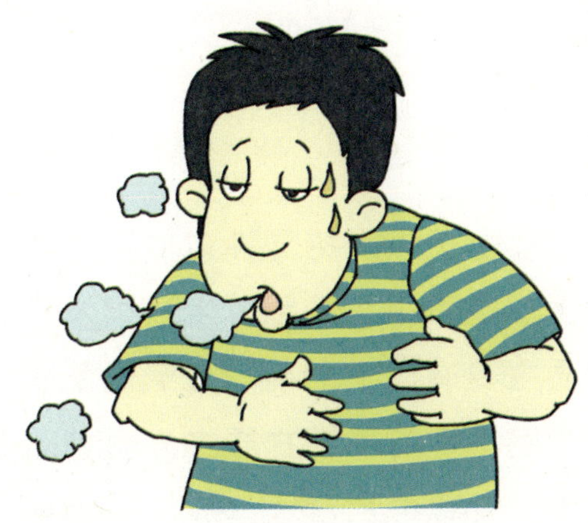

12 为什么过敏反应易引起哮喘

①患者由于吸入特异性或非特异性物质而致，特异性物质主要有真菌、花粉、尘螨以及动物毛屑等，非特异性物质主要有二氧化硫、氯氨以及硫酸等；若患者是职业性哮喘，其特异性物质主要有邻苯二甲酸酐、蛋白酶、甲苯二异氰酸酯、乙二胺、淀粉酶、青霉素、动物皮屑、排泄物以及蚕丝等，非特异性物质主要有甲酸和甲醛等。

②患者由于呼吸道感染反复发作而致。在哮喘患者中，可存在有支原体、病毒以及细菌等的特异性 IgE，若患者吸入相应的抗原，就会导致哮喘的发生。当患者遭到病毒感染后，将会对患者的呼吸道上皮产生直接的损害，从而增加患者呼吸道的反应。有部分学者认为，患者遭到病毒感染后，将会增加嗜碱性粒细胞释放的组胺。患儿处于乳儿期时，其呼吸道遭到病毒感染后，大多具有哮喘表现另外，在农村一些地区，一些寄生虫，如钩虫和蛔虫等，也会使患者发生哮喘。

③患者由于食用了具有过敏性的食物而致，这种情况在婴儿期比较常见，然而随着其年龄的增长，患者因

此而致哮喘的发生率逐渐降低。通常情况下，引起患者过敏的食物主要有牛奶、鱼类、蛋类以及虾蟹等。

④患者因气候改变而致，当患者所在地区的温度、空气中离子以及气压等改变时，容易使患者产生哮喘，这种情况主要发生在秋冬交替季节和寒冷的冬季。

⑤患者因精神因素而致，当患者情绪比较激动、产生怨气或紧张不安时，也会容易产生哮喘疾病，通常认为，这种情况主要是由于患者迷走神经和大脑皮层产生反射或换气过度而致。

上述常见病因易导致过敏性哮喘发作，临床上还要查找病因针对病因实施治疗措施，对有哮喘的高危人群做好干预措施，以免哮喘持续状态的发生。

13 花粉症与哮喘有怎样的关系

花粉症是一种季节性发作或季节性加重发作的变应性鼻炎，部分患者合并支气管哮喘，所谓花粉性哮喘也是花粉症的临床表现。由各种植物花粉抗原如蒿属、蓖麻、大麻、百草等所引起。主要临床表现为阵发性连续喷嚏、鼻黏膜充血、水肿、流大量清水样鼻涕、眼结膜瘙痒、充血，亦可伴有咳嗽；并可伴有疲劳乏力等全身症状，但发热很少见。鼻黏膜肿胀可阻塞鼻窦的引流通路，引起窦腔压力性头痛。花粉症的流行与花粉在空气中播散规律密切相关。能引起花粉症流行的植物应具备五个条件：必须为风媒花，属气传花粉；花粉产量大；花粉轻，易飘散远方，花粉直径在15～58μg；该植物在当地广泛和大量的生长；花粉必须有特异性抗原物质。

花粉症的典型症状主要是阵发性喷嚏连续性发作，大量水样清涕，其次是鼻塞和鼻痒。部分患者有嗅觉减退，但为暂时性。

①喷嚏：为一反射动作，呈阵发性发作，每次数个到数十个不等，多在晨起、夜晚或接触变应原后发作。

②清涕：为大量清水样鼻涕，是鼻分泌亢进的特征

性表现。

③鼻痒：是鼻黏膜感觉神经末梢受到刺激后发生于局部的特殊感觉。季节性鼻炎者可伴有眼痒、耳痒、咽痒等。

④鼻塞：程度轻重不一，间歇性或持续性，单侧、双侧或两侧交替。

⑤嗅觉减退：由于鼻黏膜水肿明显，部分患者尚有嗅觉减退，多为暂时性，但也可为持续性。

⑥头痛：合并有变应性鼻窦炎者可出现头痛。

花粉症的鼻镜检查示鼻黏膜可为苍白、灰白或浅蓝色，双下鼻甲水肿，总鼻道及鼻腔底可见清涕或粘涕。如合并感染，则黏膜充血，双侧下鼻甲暗红，分泌物呈黏脓性或脓性。病史长者可见中鼻甲息肉样变、下鼻甲肥大或中鼻道息肉。

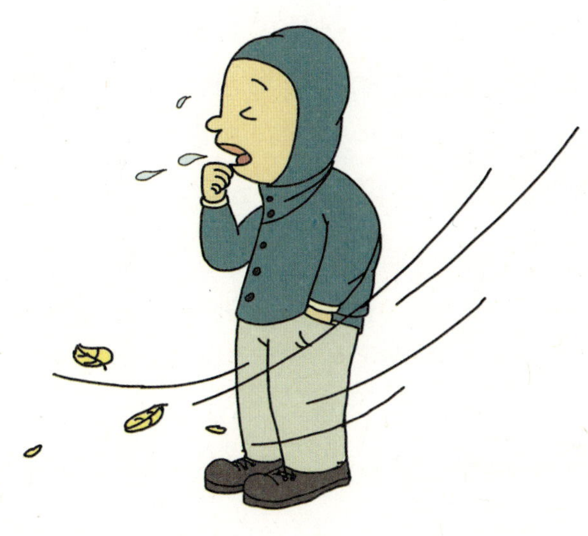

14 鼻息肉与哮喘有怎样的关系

鼻息肉是鼻部常见疾病，也与某些全身疾病有关。它是由于鼻黏膜长期炎性反应引起组织水肿的结果。鼻息肉多来源于中鼻道窦口，鼻道复合体和筛窦，高度水肿的鼻黏膜由中鼻道、窦口向鼻腔膨出下垂而形成息肉，由于病因的多元性和明显的术后复发倾向，故在鼻科疾病中占有重要地位。现多认为上呼吸道慢性感染的变态反应是引起鼻息肉的主要原因。反应性炎性反应的刺激，使黏膜内的巨噬细胞释放 IGF－I 并积蓄在黏膜内，可长时间刺激黏膜增殖，当增殖的黏膜充满窦腔时，便从窦口突入鼻腔，这种长期存在的生长性刺激与局部炎性反应是导致息肉形成的重要因素。

15 鼻窦炎与哮喘有怎样的关系

一个或多个鼻窦发生炎症称为鼻窦炎，鼻窦包括：上颌窦、筛窦、额窦和蝶窦，这是一种在人群中发病率较高的疾病，影响患者生活质量。鼻窦炎可分为急性、慢性鼻窦炎两种。急性鼻窦炎多由上呼吸道感染引起，细菌与病毒感染可同时并发。目前CT检查已经成为诊断鼻窦炎的重要手段，也是鼻窦炎手术前必须做的系列检查之一，CT扫描分为冠状扫描和水平位扫描，鼻窦炎经常和鼻息肉并存，CT可以显示鼻息肉、鼻窦炎的范围，清晰显示各鼻窦及其比邻区域的细微结构，为医生诊断和治疗鼻窦炎提供了重要的依据。通过CT检查，还有助于鼻窦炎与其他疾病如鼻窦癌等进行区别。

全身抵抗力降低；过度疲劳、受凉受湿、营养不良、维生素缺乏、生活环境不良、变态反应体质；全身性疾病，如贫血；内分泌功能不足，如甲状腺、脑垂体和性腺等功能减退；急性传染病如流感、麻疹、猩红热、白喉等；鼻腔的一些疾病，如鼻中隔偏曲、中鼻甲肥大、鼻息肉、变态反应性鼻炎、鼻腔异物或鼻腔肿瘤、邻近病灶如扁桃体炎或腺样体肥大，上颌第二双尖牙及第一、

第二磨牙根部的感染，拔牙时损伤上颌窦壁或龋齿残根坠入上颌窦内等，鼻窦外伤骨折，游泳时跳水姿势不当（如取立式跳水），或潜水与游泳后擤鼻不当，污水进入鼻窦内；鼻腔内填塞物滞留时间过久；高空飞行迅速下降，窦腔与外界形成相对的负压，将鼻腔分泌物吸入鼻窦等都能导致鼻窦炎。鼻窦炎表现为脓鼻涕增多且不易擤尽、阵发性鼻塞、增殖腺肥大、恶心、食欲缺乏、鼻塞排出脓性、鼻塞及反射性头痛、上颌窦囊肿或者清晨上午头痛头昏。

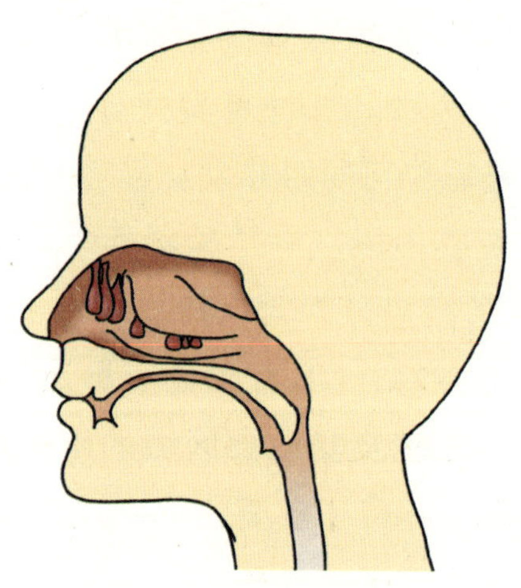

16 为什么雷雨天要做好哮喘防护

哮喘是一种常见疾病，在天气变化的时候很容易患上哮喘病，尤其是在雷雨天里。通过医务人员总结发现，在打雷下雨天，一个医院每天平均接待的哮喘患者大概有10位，而在非雷雨天，一个医院每天平均接待8位哮喘病患者，下雨天接待哮喘患者的频率比非下雨天增加了15%左右。

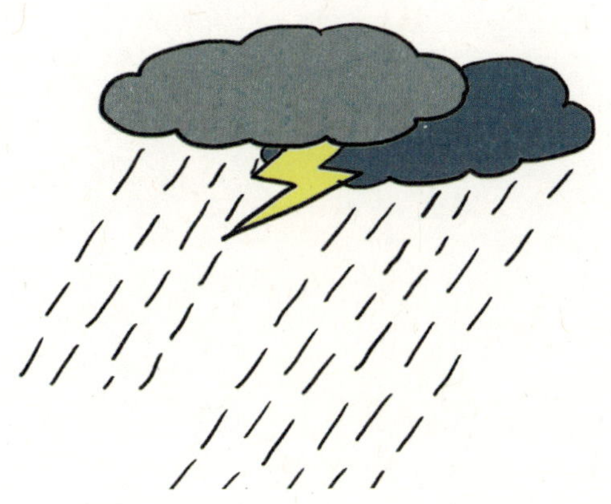

哮喘患者为何会在雷雨天增加呢？通过研究发现，哮喘患者一遇到雷雨天，他们的哮喘或会复发，或会变得更严重。研究人员发现，在雷雨天一种在空气中会让

人过敏的细菌孢子也会成倍增加，不是像以前有些人认为的是草的花粉数量增加所致。一般来讲，这种细菌孢子在七、八、九三个月里的浓度低于春季的浓度，但在雷雨天不管是什么季节，其浓度都很高。据研究发现，即使没有雷雨天，这种细菌孢子仍与刺激哮喘发生有关。此外，在湿度较大或大雾天气里，哮喘病的发生也会增加的。

专家提醒大家在雷雨高发期要警惕哮喘发病。在雷雨天，有哮喘病史的患者要提前做好保护，减少外出走动，保持心情舒畅，一旦哮喘发病，要及时到正规医院接受检查和治疗。

17 为什么哮喘多在夜间发作

（1）哮喘夜间多发作的原因

很多哮喘患者白天相对稳定或症状稍微，但为什么一到晚上则忽然发病甚至病情恶化？夜间哮喘多发的因素主要有以下几方面：

夜间气道反应性升高。哮喘患者最主要的生理特征就是气道呈高反应状态，也就是说对一般人并不会引起发病的某些刺激物（如小量尘雾、稍微冷空气等），都可以激发哮喘患者发病。由于生理情况下夜间气道反应性比白天增高，于是增加了患者夜间发作的机会。

夜间激素水平降低。肾上腺皮质激素的分泌具有昼夜节律变化，一般在午夜至凌晨分泌量最低。由于皮质激素对哮喘患者气道过敏性炎有拮抗作用，因此夜间皮质激素浓度下降是轻易激发哮喘发作的重要因素。

白天交感神经处于相对兴奋状态，支气管平滑肌舒张，而夜间尤其在睡眠时，迷走神经紧张性加强，支气管平滑肌收缩或痉挛，气道分泌物增多，气体呼出困难，引起喘息。

（2）夜间哮喘多发的因素复杂，防治亦应采取综合

措施

尽量减少致敏原。保持居室卫生清洁，经常洗晒被褥等床上用品，减少尘螨孳生。

讲究用药方式。尽量采用新型气雾吸入剂，因气雾吸入剂能附着在气管的肾上腺受体四周达12小时以上，故临睡前吸药，可有效地防止哮喘夜间发作。具体方法应请教医生。

哮喘的发病与气候的变化有密切的关系。哮喘症状发作多在气温骤变时，当气温变化幅度较大，哮喘的发患者数也明显增加。因为气温骤变对人体是一种刺激因素，会影响神经、内分泌及免疫功能，因此轻易发病。

空气湿度的变化对哮喘发病也有影响，湿度过高或过低对患者均不利，冬季湿度过低时，可使呼吸道黏膜干燥，气道上皮细胞损伤，上皮表面的纤毛运动障碍，影响气道的排痰、排异功能，也能加重病情。最适宜的相对湿度为60%～70%。

18 为什么感冒易引起哮喘

感冒，是由多种病毒引起的一种呼吸道常见病，病毒存在于患者的呼吸道中，在患者咳嗽、打喷嚏时经飞沫传染给别人。感冒起病较急，潜伏期 1～3 天不等，随病毒而异，肠病毒较短，腺病毒、呼吸道合胞病毒等较长。主要表现为鼻部症状，如喷嚏、鼻塞、流清水样鼻涕，也可表现为咳嗽、咽干、咽痒或灼热感，甚至鼻后滴漏感。发病同时或数小时后可有喷嚏、鼻塞、流清水样鼻涕等症状。2～3 天后鼻涕变稠，常伴咽痛、流泪、味觉减退、呼吸不畅、声嘶等。一般无发热及全身症状，或仅有低热、不适、轻度畏寒、头痛。体检可见鼻腔黏膜充血、水肿、有分泌物，咽部轻度充血。哮喘是因多种因素所致的一类气道高反应疾病，主要表现为反复发作的喘息、呼气性呼吸困难和胸闷，部分患者伴有咳嗽与咳痰症状。花粉、尘螨、烟尘、某些食物及药物等外源性因素会引起某些特异性体质的人发生过敏反应而致哮喘发生，也可由于感冒、呼吸道反复感染等内源性因素而诱使哮喘发作。按照经典哮喘分类法，一般将前者称为外源性哮喘，而将后者称为内源性哮喘。

感冒等呼吸道感染疾病是哮喘的原因中比较常见的一种。呼吸道感染引发哮喘是通过诱导体内E蛋白合成与分泌过程而诱发哮喘。呼吸道病毒感染可直接破坏与气道紧密相连的上皮细胞，使气道上皮通透性增加、气道内的感觉神经末梢暴露，气道上皮的保护作用丧失，气道内炎性介质的释放增加，从而诱发气道高反应和哮喘。呼吸道病毒感染后还可以使患者气道紧密相连的上皮细胞的间距增宽，从而使外界其他过敏原乘虚而入引起气道慢性炎症，导致患者的小气道阻塞和气道反应性明显增高进而发生喘鸣。因此，具有过敏体质的患者更容易发生病毒介导的气道疾病。

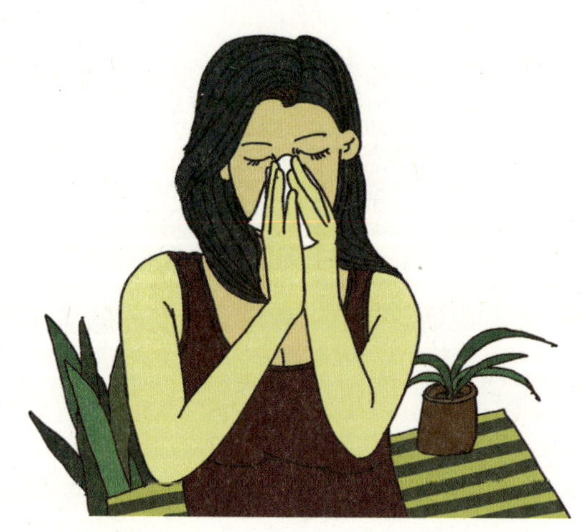

19 哮喘患者不能吃的食物有哪些

①禽蛋类：鸡蛋、鹌鹑蛋、鸭蛋、鹅蛋和鸵鸟蛋等，蛋清中的卵白蛋白，是诱发哮喘的主要成分。

②奶及奶制品：牛奶及奶制品含有甲种乳白蛋白、乙种乳球蛋白和酪蛋白等多种致敏成分，可诱发哮喘。一般经高温煮沸处理后，其变应原性可明显减弱。

③水果类：易引起哮喘的水果类食物，主要包括桃子、苹果、葡萄、柿子、樱桃、香蕉、芒果、杏、枣、菠萝和草莓等。

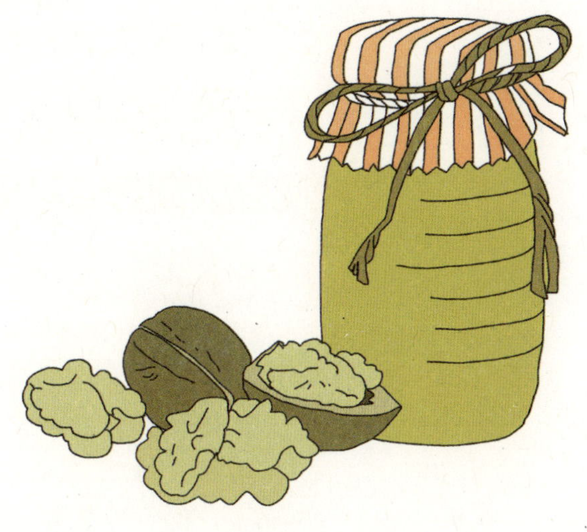

④油料作物：花生、芝麻、棉籽等，油料作物含有较高的蛋白和多糖－蛋白，食用后可引发哮喘，一般制成油制品。

⑤豆类及坚果类：黄豆及豆制品，核桃、开心果、腰果、大杏仁、榛子、松子和栗子等，坚果类的果仁也可引起哮喘。

⑥海产品及水产品：鱼类、虾类、蟹类、鱿鱼、贝类和蚌类等，海产品及水产品均可诱发哮喘，而且变应原通常耐热，即使熟食也常常诱发哮喘。

⑦牛肉、羊肉、谷类、芹菜、大葱、香料、咖啡及食品调味剂等，也可使部分哮喘患者出现过敏症状。

20 你认识心源性哮喘吗

心源性哮喘在老年人中是比较容易出现的，因为老年人比较容易患上心脏方面的疾病，这些疾病将会诱发心源性哮喘的出现，如果老年人身边的家人没有及时发现这些病症，患者甚至会有生命危险。

（1）心源性哮喘的早期症状

心源性哮喘就是阵发性的夜间呼吸困难。该病多发生在老年人身上，通常都是由于高血压、冠心病等导致的慢性心力衰竭所造成的。早期心源性哮喘患者一般在入睡两个小时左右就会明显地感觉到胸闷，并常常会因此而惊醒，迅速的做起来，然后便会大口地喘气，吐出像泡沫一样的痰液，病情比较轻的患者在很短的时间内就会恢复正常，但是严重者则有引发急性肺水肿的危险。

（2）心源性哮喘的临床表现

最突出的临床表现为阵发性夜间呼吸困难，心源性哮喘，典型发作多发生在夜间熟睡 1～2h 后，患者因气闷，气急而突然惊醒，被迫立即坐起并打开窗户，意欲减轻窒息感，伴以阵咳，哮喘性呼吸音或咳泡沫样痰，轻者取坐位十余分钟至 1h 左右，呼吸困难可自行消退，

患者又能入睡。

严重者可持续发作、频频咳嗽、气促加重、发绀、大汗淋漓、手足厥冷、咳出粉红色泡沫性痰、并可发展为急性肺水肿，体征除原发疾病的体征，如心浊音界向左下扩大，心尖抬举性搏动外，还有左心衰的体征，如心率加快，舒张早期奔马律，两肺湿啰音（特别是左肺基部的细湿啰音）及哮鸣音，胸腔积液（特别是右侧胸腔积液），血压可因代偿性交感神经张力增加引起小动脉收缩致血压暂时性升高。

①左心室心肌病变：如冠心病、急性心肌梗死、充血型心肌病、肥厚型心肌病、心肌炎等。

②左心室压力负荷过重：如高血压、主动脉瓣狭窄、梗阻型心肌病等。

③左心室容量负荷过度：如主动脉瓣关闭不全、二尖瓣关闭不全、某些由左至右分流的先天性心血管病（室间隔缺损、动脉导管未闭等）。

④左心室舒张期顺应性减低：主要见于冠心病、高血压、梗阻型心肌病及伴有左心室肥厚的疾病。

⑤严重心律失常：如心房颤动、心房扑动、阵发性心动过速、高度房室传导阻滞等。

⑥心外疾病：如肺栓塞、脑血管意外、吸入刺激性气体、静脉补液过量、肾炎、肾衰。

第二章

不同人群的哮喘常识

1 老年人为何易发生哮喘

近年来国内外有关老年性哮喘流行病学的研究结果显示，老年性哮喘在逐年增加。由于老年人随着年龄的增大，人体的机制都会有所降低，身体状况会大不如从前，决定了老年性哮喘在病因学、病理生理、发病机制、药代动力学和临床表现等方面有其特殊性，与儿童、青少年哮喘有着某些差异。而引起老年人哮喘的原因有很多，比如老年人长期吸烟引起支气管高反应性，从而导致哮喘，还有老年人细胞内水分含量及体内热量相对较少，肺功能退化对运动负荷耐受能力下降，当遇到冷空气刺激或运动不当时也会诱发哮喘。所以老年人在生活中要注意做好各种防护。另外老年性哮喘患者多伴有慢性支气管炎、慢性阻塞性肺病（COPD）、冠心病及左心衰竭等疾病，使老年性哮喘的症状更加复杂，诊断和治疗也比较困难，加上社会经济学因素和不同社会保障体制的不同影响，老年性哮喘往往容易被忽视。因此我们应该加强对老年性哮喘的基础和临床研究，对其危害性给予足够的警惕，使之及早得到正确的诊断和治疗。

老年性哮喘的发病机制与一般哮喘基本上是相同的，

也是一种以慢性的气道非特异性炎症为特征的疾病，其中涉及相互作用的多种炎性细胞，肥大细胞作为引起急性哮喘的主要效应细胞，起“扳机”作用；而嗜酸性粒细胞被认为是诱发慢性哮喘的气道炎症主要效应细胞，已证实嗜酸性粒细胞百分比及计数与FEV1成反比关系。近年来，全世界约有1亿哮喘患者，已成为严重威胁公众健康的一种主要慢性疾病。国外对老年性哮喘的研究发现，老年性哮喘患者外周血及痰中嗜酸性粒细胞较正常人明显升高，说明老年性哮喘的发病与气道嗜酸细胞性炎症有密切关系。

一般来说，老年性哮喘的病史较长，除喘鸣等主要症状之外，以咳嗽更为明显、痰量较多且黏稠，而喘息发作的突然性和可逆性等特征则并不典型。咳嗽、咳痰、气短及阵发性夜间喘息发作。老年人全身及呼吸系统器官的功能退行性变和老年人神经传导速度的减缓，对症状的反应迟缓，同时气道反应的刺激阈值也降低，加上基础肺功能储备不足等因素，一旦发病则易导致危重型哮喘甚至呼吸衰竭状态和哮喘猝死，国内研究表明，老年性哮喘患者中危重型哮喘的发生几率几乎是非老年组的2~3倍，因此，对于老年性哮喘应提高警惕，及时诊断和积极治疗是非常重要的。

2 老年哮喘的症状是怎样的

老年人的身体和年轻的时候是不一样的，老年时身体的抵抗力会下降，甚至会出现免疫功能的异常反应，这也是哮喘出现的其中一个原因，我们要尽早发现老年人的这些病症，才能将哮喘拒之门外。

（1）持续时间

老年人患哮喘后，往往会常年发病，而且发病后持续时间较长。尤其是寒冷的冬季，由于气温低，再加上老年性哮喘患者对寒冷的耐受性较差，冬季发病的概率明显较高，发病率也高于其他季节。老年哮喘的缓解期相对较短，特别是自行缓解率更低，需要借助一定的医疗手段。

（2）症状表现

老年哮喘的症状表现最明显的是咳嗽与咳痰、气短与阵发性喘息的夜间发作，半数以上的老年人会有喘息的表现，而且往往是喘息与气短伴行。多数老年性哮喘患者发病前就有数年至数十年的咳嗽病史，所以老人对哮喘发作时的咳嗽会表现的不敏感，这就导致不能及时正确的对哮喘进行诊断治疗。

（3）常见并发症

由于人体是一个有机联系的整体，所以哮喘发病时会伴有其他多种并发症，比如高血压性心脏病、冠心病、心力衰竭、糖尿病、动脉硬化等，这些并发症都会加大老年哮喘的诊断难度，不利于疾病的治疗。同时老年患者还容易并发慢性阻塞性肺气肿，这就往往会导致误诊的发生，延长治疗时间。

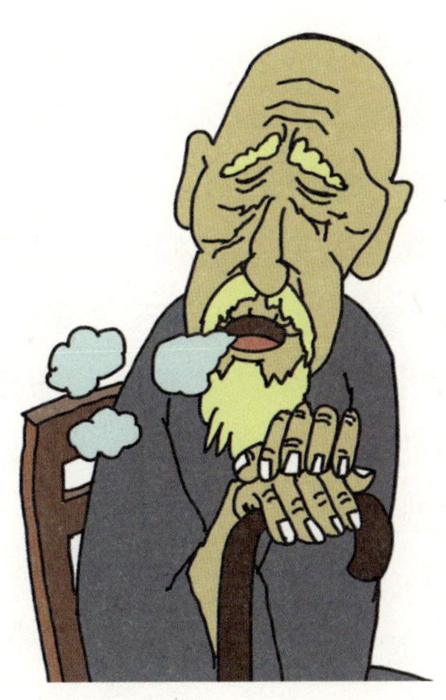

3 为什么老年哮喘患者使用氨茶碱要小心

老年人如果突然出现哮喘的症状，应该采取坐位或半卧位休息，不能让患者直接躺下来，这样是非常危险的，而且，当老年人患上了哮喘后，我们在治疗过程中也要注意氨茶碱的使用。

氨茶碱的碱性较强，对局部刺激较大，故空腹口服时会感到恶心、想呕吐，如果患者患有胃炎、溃疡病时，副作用就更加明显，所以要在饭后服用。氨茶碱肌肉注射能引起局部红肿、疼痛，一般不用这种方法给药，况且肌注药物剂型绝对不能用于静脉滴注。若用静脉滴注方法给药，则必须缓慢，另外，必须注意不能与维生素、促肾上腺皮质激素、去甲肾上腺素等配伍，以免发生危险。

氨茶碱在血中的浓度达到 10 ~ 20mg/L，才有治疗作用，而一旦超过 20 ~ 25mg/L 便会出现中毒症状，可见，有效剂量与中毒剂量非常接近。还有，人们个体差异也很大，氨茶碱在体内的吸收、代谢程度也不同。

剂量过大或静注、静滴过快时，对心脏有强烈的兴奋作用，会引起头晕、心悸、心律失常、血压骤然降低，严重者可以导致惊厥、抽搐。对氨茶碱敏感的患者即使未过量，也会出现躁动不安、失眠等中枢兴奋症状。

老年人服用氨茶碱的危险性要比成年人大得多，这不仅与肝、肾功能衰退致使药物在体内的代谢、排泄能力降低有关，更重要的是老年人体弱多病。经常服用很多药物，药物之间的相互作用又很复杂，更是氨茶碱的潜在危险，犹如火上浇油。

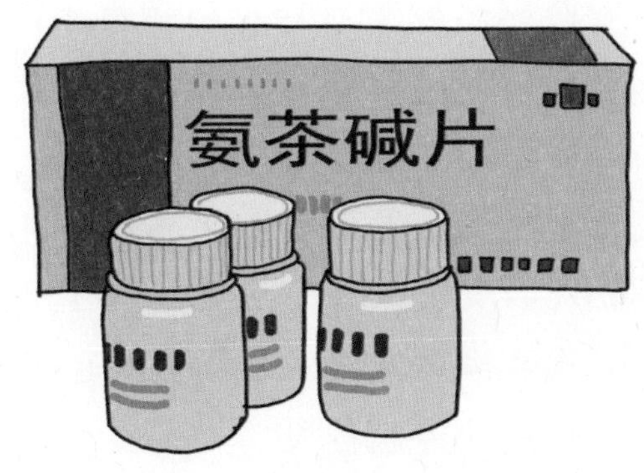

4 孕妇得了哮喘会对胎儿有影响吗

许多患有支气管哮喘的育龄期妇女都担心一旦怀孕后支气管哮喘会频繁发作，影响母子健康。其实，绝大多数支气管哮喘孕妇都能顺利地度过妊娠期而最终安全分娩。

支气管哮喘患者在妊娠期的发作次数和严重程度与怀孕前相比改变不大，在孕 29 ~ 36 周时，病情相对容易加重。支气管哮喘发作对于孕妇和胎儿的影响程度取决于支气管哮喘的控制程度。如果支气管哮喘症状控制良好，对于孕妇和胎儿都是安全的。反之，如果支气管哮喘未能得到控制，可以造成孕妇体内缺氧，而发生妊娠高血压、先兆子痫、胎儿宫内窘迫、毒血症、阴道出血和难产等，严重危害母体和胎儿的健康，威胁生命安全。

女性患者在妊娠期发生支气管哮喘发作，会出现低氧血症，如果低氧血症不能及时纠正，宫内胎儿会出现生长迟滞、早产甚至死胎。因此，支气管哮喘患者选择怀孕还是具有一定风险的，应在病情相当稳定时才考虑怀孕，一旦怀孕后应在医生的指导下将支气管哮喘控制在稳定和最轻的发作程度。

5 怀孕期间哮喘发作要做好哪些事情

专家指出，现在女性怀孕以后都要吃各种补品，但是，对于患有哮喘的女性而言，这些补品是不能乱用的，否则哮喘很容易就会发作，如果在怀孕期间哮喘发作，对胎儿也是有影响的。

哮喘妇女怀孕后应尽可能避免促发哮喘的因素，例如花粉、灰尘、煤烟味、香料、冷空气和宠物等，禁止吸烟和避免被动吸烟，避免精神紧张，防止呼吸道感染。积极治疗“潜在”性疾病。床褥和枕头需外套不透气的套子，每周用60℃的水洗涤床被，室内湿度保持低于50%。在使用吸尘器吸尘时应戴上口罩。

此外，在空气中过敏原浓度增高的季节里应避免中午外出。对于一些长期吸入糖皮质激素的哮喘孕妇不应突然停药，因为至今尚未发现吸入糖皮质激素对孕妇和胎儿有特殊影响。轻、中度哮喘患者在准备怀孕或已经怀孕时，可改用吸入色甘酸钠，无致畸作用，对孕妇也无不良影响，是妊娠性哮喘首选的预防药品。

对哮喘孕妇和胎儿都需要用适当的检查方法以观察病情的变化。孕妇定期用峰速仪测量最大呼气流速，一

直应用到分娩前，这是因为最大呼气流速可间接估计气道高反应性和气道过敏性炎症，不仅如此，在孕妇出现胸闷、气急症状时还可以作为鉴别诊断的客观依据之一，以便及早发现胎儿缺氧的情况。还有一些孕妇哮喘的表现虽然不明显，但最大呼气流速已有下降，这时提示胎儿供氧不足，已存在潜在性危险，需要立即进行合理的治疗。

6 儿童为何易患哮喘

①遗传因素：哮喘具有遗传性，患儿家庭成员有人患哮喘或有过敏史，则孩子患小儿哮喘的几率较高。有的父母本身虽没有哮喘，但是他们可能有其他的过敏性疾病，如皮肤过敏或过敏性鼻炎等，这些过敏倾向也会传给下一代，使他们较容易患上哮喘。

②非特异刺激物质：如灰尘、烟、气味等，这些物质均为非抗原物质，可刺激支气管黏膜感觉神经末梢及迷走神经，引起反射咳嗽和支气管痉挛，长期持续可导致气道高反应。

③冷：冷是小儿哮喘发作的首要原因。冷对于小儿哮喘患儿来说是一种过敏原，不论在什么季节，这都是诱发哮喘的重要原因。患儿一旦遇到冷空气、冷风或吃冷饮等冰冻食品后，就容易诱发哮喘，而家长却往往忽视了这一点。

④精神因素：小儿哮喘中，精神因素引起哮喘发作虽不明显，但哮喘儿童也常受情绪影响，如大哭大笑或激怒恐惧后可引起哮喘发作，有学者发现，情绪激动或其他心理活动障碍常伴有迷走神经兴奋。

⑤宠物和花卉：家中饲养的宠物和种植的花卉，也是小儿哮喘的病因之一。宠物的毛发以及身体内存有病菌或真菌，儿童接触后造成人畜传染，使病菌直接侵入身体。儿童一般都喜欢闻花香，在闻的过程中将花粉吸入鼻腔，花粉本身就是一些刺激性粉末，会刺激儿童稚嫩的鼻腔黏膜，最终诱发小儿哮喘。

另外一个关键原因是独生子女的增多，家长们对孩子太过宠爱和过度保护。使孩子室外活动减少，这也会导致孩子对疾病和环境变化的适应能力下降，成为哮喘的诱因。我国著名呼吸病专家钟南山就说过，现在有的孩子洗手用消毒水，饮水喝蒸馏水，这些孩子会容易生病。反之，幼时患过麻疹、呼吸道疾病或肠道寄生虫病的人哮喘发病率较低，与牲畜接触较多的农村儿童发病率也低。

孩子是国家的未来，是社会发展的栋梁所在，孩子的健康直接关系到国家的未来。因此，家长们一方面要注意保护好孩子，不要长期接触到可导致哮喘患病的危险因素，一方面又要让孩子有较强的机体免疫力。

7 儿童哮喘的表现有什么特点

哮喘的一些临床特征，可以让我们更容易发现哮喘，以便及时带孩子到医院治疗。根据发病时病情程度，可分为轻、中、重症三种。轻度哮喘开始时往往仅有刺激性干咳及少许喘鸣音，或有类似异物吸入引起的呛咳，同时有轻度气喘，用口服药可迅速缓解，或不用治疗也可自行缓解。中度者，开始时干咳，不久以后咳嗽渐加重，且有较多的白色泡沫样黏痰，气喘逐渐加剧，伴有呼气性高调音乐性哮鸣音。

此时，病孩表现情绪焦躁不安，不能平卧，年长儿喜坐起用双手撑在双膝上，或手臂托在桌上，头俯在手臂上；婴幼儿喜要家长抱着，头俯在家长肩上，两肩耸动，呼吸次数增加，面色苍白。

有的患儿表现为面红耳赤，鼻翼扩张并扇动，大量出汗，或有呼气性呻吟，其颈部及肋间软组织凹陷，胸部膨满，两肋可闻较多哮鸣音，叩诊两肋呈鼓音，心界浊音界不明显，肝浊音区下降。病情未能控制缓解时，往往逐渐加重发展而为重度哮喘。此时除有上述病症外，可见憋喘加重，缺氧明显时可出现发绀。如患者精神明显疲惫，呼吸减慢且不规则，呼吸变浅，同时咳嗽也减少，两肋部呼吸音几乎听不到，即为呼吸衰竭的表现，应引起严重注意。

另外，因哮喘的原因及变应原的种类不同，临床表现也略有不同。如由感染引起者，病孩常有发热，肺部可闻及湿性啰音；如为外源性哮喘，发作前先有鼻部和眼部发痒、流泪、流涕、打喷嚏、干咳等；如对食物过敏，除哮喘发作外，还可有口唇、面部或四肢及全身水肿，或有呕吐、腹泻、腹痛及荨麻疹等出现。

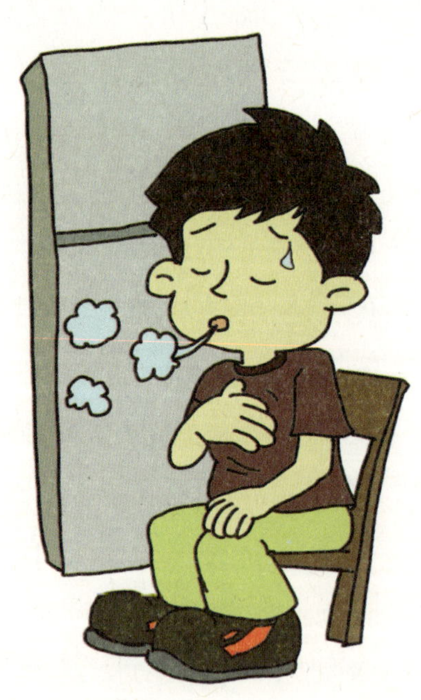

8 如何治疗儿童哮喘

一些控制小儿哮喘的药物，我们要记得经常放在身上，不然等到孩子突然出现哮喘的症状，我们就不知道应该怎么处理了，另外，等到孩子哮喘的病情稳定了以后，我们还应该掌握一些补救的措施。

（1）认清诱发因素

孩子患者哮喘肯定是有原因的，儿童哮喘的诱发因素比较多，常见的有花粉、尘螨、宠物的毛屑、真菌。这些诱发因素大部分是经过空气途径进入孩子呼吸道的，也有一部分是通过消化道途径进入体内的。所以在春季这样风大的季节，家长最好是不要带孩子出门。怎样治疗儿童哮喘，首先需要家长清楚哮喘的诱发因素有哪些，然后从根源进行防治。

哮喘的发作有很大部分原因是气候。当天气转暖时候，昼夜温差大，容易感冒，春季各种花朵盛开，空气中过敏源含量增加等等，都是诱发该病的原因。因此，父母这时候要注意让孩子保暖，避免去人多的地方减少交叉感染的几率。而孩子的贴身物品，例如衣物和被子都要勤洗勤换。专家特别提醒，由于花粉也是引起孩子哮喘发作的最主要凶手之一，所以那些喜欢养些花花草草的家庭就要尤其注意了，父母最好等春天过了再栽种花草。医生建议，发病高峰期适当减少户外活动。一定要找出确切的过敏源，回避或控制哮喘的过敏源及其触发因素，是防治哮喘的重要手段，也是自身科学管理的重要内容。

（2）走出认识误区

因为有些患儿的症状表现比较轻，远离过敏原后一段时间会不治自愈，就导致了部分家长认为儿童哮喘就像感冒一样，时间一长孩子就会产生免疫力，所以不用治疗。但实际上如果没有对儿童哮喘进行治疗，它发展为成人哮喘的比率是很高的。因此对儿童哮喘应实施积极而合理的治疗，争取在孩子青春期前治愈，这样就不会耽误孩子以后的生活和学习了。

（3）饮食辅助治疗

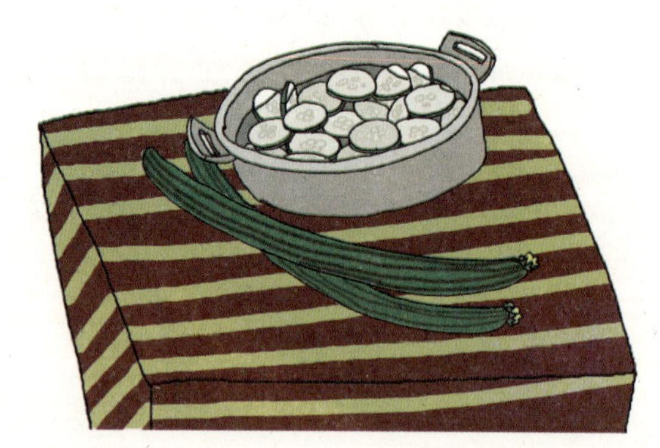

饮食疗法是小儿哮喘的治疗方法之一，确切地说它是一种家庭护理措施，不但不会让孩子产生恐惧感，还没有副作用，非常的安全。比如家长可以取豆腐、麦芽糖、生萝卜汁各适量，将其混合煮开，然后分成两份让孩子早晚饮下。也可以拿几只鲜嫩的丝瓜，切碎用水煎，去除渣后让孩子口服。这两种治疗方法对孩子症状的缓解都是很有帮助的。

9 小儿哮喘的症状是如何表现出来的

小儿如果胡乱吃药，有可能让支气管产生特异性反应，这时候哮喘的症状也就出现了，专家指出，我们一定要第一时间发现小儿有哮喘，以免孩子出现呼吸困难等情况，影响到脑部的健康。

有些儿童患哮喘后，虽然部分症状表现比较明显，但是家长还是会忽视，以为是孩子淘气的表现。这就说明家长还不能正确的辨认儿童哮喘的症状表现，此种情况的存在往往会耽误孩子疾病的治疗，甚至出现更严重的后果。

（1）经常感冒

孩子患哮喘病后更易感冒，并发支气管肺炎，而且呼吸非常困难，烦躁不安，心跳加剧，可出现面色灰暗，额头出汗，所以家长不要单纯的以为孩子只是感冒。

（2）哭闹增加

比较明显的儿童哮喘的症状表现就是孩子哭闹的次数和程度多于平日，尤其到夜晚哭闹情况更加严重。而且害怕各种刺激，说话声音大，吃点凉东西就会发生憋气喘息。

（3）严重挑食

偏食这一现象在儿童中往往是多见不怪了，但孩子患哮喘后饭量会明显减少，变得特别挑食，对零食情有独钟，甚至是爱不释手，饮食没有规律。

（4）发生便秘

如果孩子近几日经常发生便秘，家长就要提高警惕了，可能是孩子的饮食出现了问题，也可能是孩子患了儿童哮喘。这时家长最好是带孩子去看医生。

我们要注意如果孩子身体里有寄生虫，也会导致哮喘的出现，所以，我们要时刻照顾好孩子，不让孩子患上其他疾病，这样哮喘的发病率就会降低。

10 小儿变异性哮喘的临床症状都包括什么

有过敏家族史的人，要提防自己的孩子也患上哮喘，而且，有的小孩会因为遗传的原因，而出现变异性哮喘的临床症状，这些症状会影响到我们对疾病的治疗，我们要对这些症状认真地进行观察。

如果患儿出现气短的症状，主要就是指孩子感觉呼吸困难。由于支气管平滑肌收缩，使患者有气短感觉。病情轻者，只在运动时或进行较大体力活动时，感觉到气量不够，平时只觉胸闷。病情比较严重者，病症就明显得多，在安静时，也会感到呼吸困难。常可听到孩子呼吸时发出的喘鸣声。病情更严重时，有持续喘憋发生，呼吸急促，不能平卧，只有坐着呼吸，才能稍感通畅。

在临床上，有很多的患儿常有半夜或者是早上天蒙蒙亮的时候憋醒的经历，有时常需用平喘药才能进一步入睡。在半夜，尤其是清晨 4 ~ 5 时，气流阻塞最严重，使孩子感到呼吸困难，对刺激因素更敏感。重者须采取坐位，两手前撑，两肩耸起。除了会引起睡眠不足外，也会影响学习或工作。

11 小儿支气管哮喘患者用药的原则是什么

成人哮喘患者在服药的时候是比较好办的，但是小儿的各项身体功能还没有发育好，如果采取药物治疗需要注意药量。

（1）提前预防

小儿支气管哮喘的发作遵循一定的规律，发病原因也因人而异。因此，家长应时刻留心观察，找出患儿的发病规律。一方面要让患儿尽可能避免接触有诱发因素的物质，另一方面应及时预防性用药，但大多数预防性药物在开始应用阶段，对症状改善较慢，往往需要连续使用2周以上才能发挥作用，所以，患者无论当时是否有症状，每日都要定时服用，这样才能起到预防作用。例如，如果患者在每年10月最易发病，那么在9月中旬就应该开始预防用药了。

（2）有效用药

小儿支气管哮喘在发作时，及时吸入药物治疗即可控制症状。但也有不少患者在数小时后哮喘症状再次出现。对一些近期内反复发作的患者，每日做3～4次的定时吸入，让药物的作用能够连续，从而可有效控制和缓解哮喘症状。如果经雾化吸入治疗后，效果不明显，甚至症状加剧，则表示病情恶化，应及时就医。

此外，小儿支气管哮喘多在半夜或清晨发作，因此，患儿只是日间规则用药，而在 8 小时左右的睡眠期间却无法用药，以致疾病得不到有效治疗。为弥补此缺陷，可以采用各种长效的支气管扩张剂。这些药物的共同特点是，药物释出速度恒定，药效可维持 8～12小时，且副作用较少。患者在睡前服用可减少哮喘发作，亦可在晨起和睡前各服一次。

（3）及早用药

小儿支气管哮喘发作时，早期病情较轻，及时使用解除支气管痉挛的药物，可起到事半功倍的效果。有的患者认为一次发作较轻，且症状消失快，便不重视及早用药；或者平时经常有一些气促症状，但对于病情的变化没有觉察，以致未能及时调整哮喘用药时机。这些情况都会错过早期治疗的机会。如果等到哮喘加剧时才匆匆就医，结果只能是事倍功半，甚至造成不良后果。

总之，小儿哮喘患者到底该用多少药量，一定要听医生的医嘱，就算症状减轻了，也要去咨询医生看是不是可以减轻药量，最忌讳擅自做主了。

12 避免小儿哮喘发作的方法有哪些

家长平时要注意室内的清洁，不要让房间里有各种各样的过敏源，特别是对于有敏感体质的孩子而言，这样是很容易导致孩子哮喘发作的，另外，我们也应该掌握一些能够缓解孩子哮喘的方法，使得在孩子突发哮喘的时候能够及时采取措施。

（1）减少环境致敏因素

家长要做到保持居室清洁，每天开窗通风。对与孩子身体经常接触的床单、被褥、枕巾要常清洗，避免使用鸭绒或化纤被褥，内衣裤最好采用棉制品。家中最好不要养各种小宠物，如果已经养了，那么就要看护好孩子不要让他接触宠物。对人员比较多的公共场合，也尽量少带孩子去。

（2）加强体育锻炼

生命在于运动，所以加强锻炼是缓解儿童哮喘的方法之一，它能促进哮喘患儿的新陈代谢，改善呼吸功能，从而提高机体对温度和外界环境变化的适应能力，还能促进食欲，有助保持愉快的精神，促进身体的恢复。体育锻炼对症状的缓解和疾病的治疗有帮助作用，但前提是患儿要长期坚持。

（3）保持良好的情绪

哮喘的发病与神经系统的兴奋性有密切关系，所以要想缓解患儿的症状表现就需要家长帮助调节患儿的情绪状态。由于儿童哮喘属慢性病而且易反复发作，所以家长应有足够的耐心，多给孩子关爱和呵护，让自己的良好精神状态感染孩子，这有助于帮助孩子树立战胜疾病的信心。

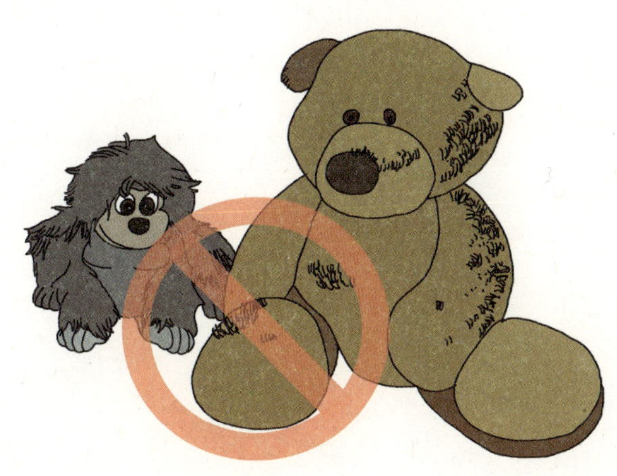

第三章

日常生活中哮喘的注意事项

1 哮喘的发生与性生活有何关系

性生活是夫妻之间幸福生活的重要组成部分，但是，一旦夫妻中有人患有哮喘，在性生活时就要格外重视了。因为性生活时，会使患者呼吸加速，如果不当，将会造成严重后果，那么，性生活和哮喘的关系是怎样的呢?

①避孕套过敏：初次使用避孕套或启封后被某种致敏抗原物质污染，可使人发生过敏，诱发哮喘。

②体味汗液过敏：有些夫妻发现，假如丈夫洗澡后同房便安然无恙，而若未洗澡就同房反而会有不好的效果。异性气味对人有双重作用，可影响人的内分泌、血压、心率、呼吸和神经活动，使其处于生理上的最佳状态，也可使少数人的支气管、细支气管发生痉挛，导致哮喘。

③新房过敏：房子装修时所选用的材料如涂料、油漆等含有较多的有害物质，有些还严重超标，严重危害人的健康，哮喘是其中之一。

④衣物过敏：发作时穿的衣服及床上用品可能是新的，这些没有使用过的衣物有可能成为致敏原，成为哮喘的重要原因。

⑤精液过敏：妻子对丈夫精液中的天然抗原成分，如糖蛋白等过敏，引起的哮喘屡见不鲜。另外，丈夫服用过的药物、食物或接触过的化学物质中的某些成分可进入精液里，也有可能在性生活中诱发妻子哮喘发作。

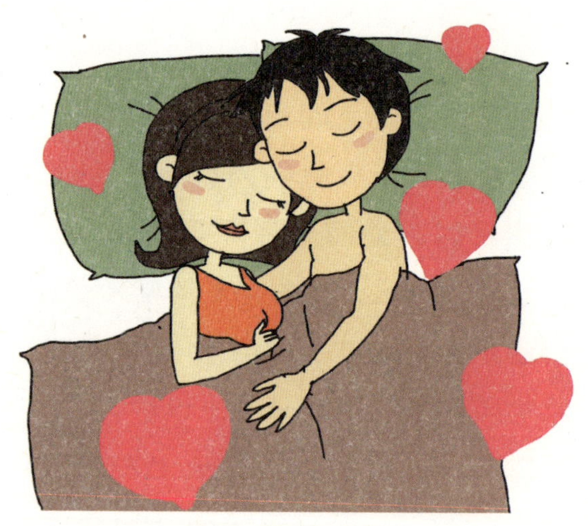

哮喘患者需要在饮食上注意什么

哮喘是呼吸系统的常见病，在冬、春季节发病率最高，患者们除了需要进行治疗、常备药物外，还应从饮食上加以调理。

哮喘患者饮食最基本原则就是清淡、松软，适宜多吃易消化且含纤维素丰富的食物，如丝瓜、香蕉、梨等；少吃鸡蛋、肥肉等容易生痰的食物。由于哮喘病多由过敏因素诱发，因此鱼、虾、河蚌、蟹等腥膻的海味食物以及羊肉、肥肉、鸡蛋、花生、巧克力、糖果、蜂蜜等甜腻食物，应该少吃或最好不吃。

在中医理论中，哮喘分为寒热两种：出现咳痰清稀、四肢不温等症状者，为寒喘，应忌吃生冷寒凉的食物，如水果、土豆等，在烹调蔬菜过程中，可以适当加点生姜、胡椒等热性食物，或与牛肉、瘦猪肉、排骨等温热性食物共煮；出现咳痰黄稠、身热喜冷者，为热喘，这些人则不应吃过于温燥热性的食物，如羊肉、葱、大蒜、生姜、辣椒等。

此外，小儿患者消化功能尚未健全，老年患者消化功能下降，因此在哮喘发作期间，患者应少食易胀气及

难以消化的食物，如红薯、土豆、韭菜、黄豆等。它们进入机体后，在消化过程中会产生大量气体，使腹部胀气，横膈上抬，胸腔缩小，对肺通气不利，加重呼吸困难。可乐、雪碧等汽水和啤酒中含有大量的二氧化碳气体，会对肺产生类似的刺激，最好也不要喝。同时在哮喘发作期，千万不要忘记多补充水分，进清淡流质，以防止脱水和痰黏稠不易咳出而使呼吸困难加重。

此外，哮喘患者可以多摄入富含维生素 A 的食物，对受到损害的肺泡有修复作用。而荸荠、胡桃肉、红枣、芡实、莲子、山药等具有健脾化痰、益肾养肺之功效，对防止哮喘发作有一定作用，可适当食用。

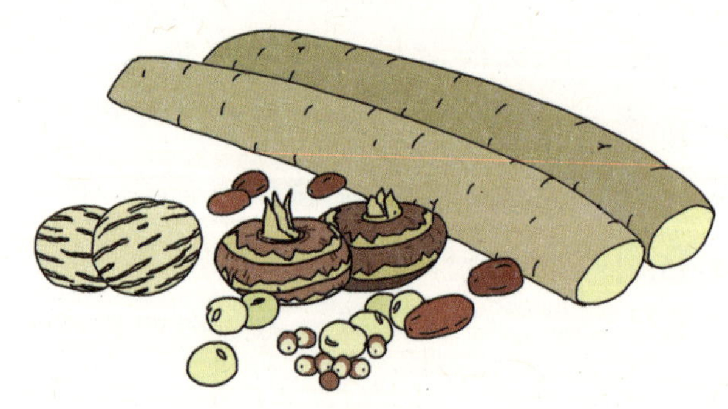

3 运动能诱发哮喘吗

剧烈运动时，大量空气在相对短的时间内经过气道，同时，张口呼吸使吸入的空气未经鼻腔湿润和温化就直接进入下呼吸道，从而导致支气管黏膜温度降低，气道水分大量丢失而引起呼吸道上皮表面液体的渗透压升高，渗透压增高和气道温度降低等物理刺激可诱发支气管平滑肌痉挛，进而引发哮喘。

运动诱发哮喘是气道反应性增高者在剧烈运动后发生的急性气道狭窄和气道阻力增高，运动性哮喘在临床上并不少见。据统计，50% ~90% 已确诊的哮喘患者可出现运动性哮喘；40% 尚未确诊的过敏性鼻炎患者可出现运动性哮喘。运动诱发哮喘可发生在任何年龄组，尤其好发于青少年，患者一般在剧烈运动几分钟时开始出现胸闷、喘息、咳嗽、呼吸困难，运动停止后 5 ~ 10min 症状达高峰，30 ~60min 内自行缓解，仅有少数病例可能持续较久并需要药物治疗。

运动诱发哮喘症状的出现与运动类型有一定的关系，最常出现运动诱发哮喘的运动类型有自行车、跑步、花样滑冰，而在温暖潮湿的环境下进行的运动，如游泳、

羽毛球、网球则较少出现运动诱发哮喘。运动诱发哮喘可发生于任何气候条件下，但在呼吸干燥冷空气时发作机会增多，而在温暖潮湿气候下则不易发生。

运动哮喘患者在日常生活中要根据身体需求，适当的加强体育锻炼，并结合一些医疗器械，提高自身的素质和抗病能力，加强体育锻炼提高自身的身体素质，要可根据自身体质选择医疗保健操、太极拳、五禽戏等项目，坚持锻炼，能提高机体抗病能力，活动量以无明显气急、心跳加速及过分疲劳为度。

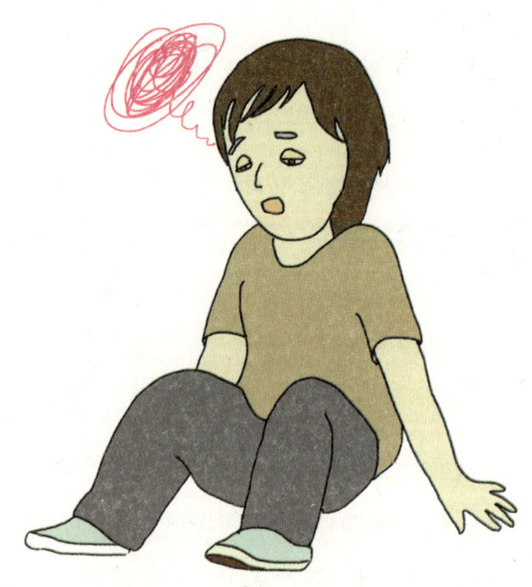

4 你认识运动性哮喘吗

①运动性哮喘的发病年龄。哮喘的常识需要重视其自身的特点。运动性哮喘可发生在任何年龄，在儿童和成人的哮喘患者中都很常见。他可影响儿童的玩耍和游戏，影响所有年龄组患者的体育运动质量，影响他们的生活和工作。

②运动性哮喘的临床表现。运动性哮喘的临床表现和其他形式的急性哮喘没有差别，只是发作的时间短暂。大多数哮喘患者，除了气流梗阻外运动还可引起短暂的肺过度膨胀和低氧血症。运动性哮喘不同于其他哮喘的特点是，运动激发后先引起支气管扩张，而后诱发支气管收缩，其他诱发因素只引起支气管收缩。

一般而言，支气管哮喘的特征有气道炎症和支气管平滑肌痉挛，但运动性哮喘主要是支气管平滑肌痉挛引起的。因此，某些学者喜欢称其为运动性支气管痉挛，而不称为运动性哮喘。现在人们认为，运动性哮喘是哮喘患者反应性增高的气道对剧烈运动后过度通气刺激的反应。高反应性的气道过度通气后失水降温，使支气管黏膜上皮表面的液体渗透压升高。诱发了支气管痉挛，引起哮喘。因此，会将运动看成一种哮喘的激发因素。大多数的哮喘患者运动后都出不同程度的运动性哮喘。

5 饮酒对哮喘会有怎样的影响

我们知道，过量的饮酒对我们身体的危害巨大，对于哮喘患者来说，饮酒的坏处更严重，很多哮喘患者认为少量的饮酒是不会影响自己身体健康的，对于自己的病情也不会有什么影响，但实际不是这样的。

在新近一项调查中，53 名支气管哮喘患者中有 30 人反映在饮酒后哮喘发作，这个比例是相当高的。调查同时发现，给哮喘患者饮烈性酒时，可引起患者立即发病；在饮低度酒时，哮喘患者也出现明显的呼吸阻力增加。这是由于酒的蒸气刺激气管表面接受刺激的感受器，通过迷走神经反射，使支气管平滑肌收缩而造成的。由此可见，饮酒作为一种非特异性刺激因素可诱发哮喘发作。

患有支气管哮喘、慢性气管炎、肺气肿等慢性病的人，常咳嗽、痰多，夜间及早晨有加重现象，影响睡眠。有些人（特别是老人）习惯在睡前饮一杯酒，希望起一点催眠作用，其实这是有很大危险的。因为哮喘患者肺的通气功能本来就不好，睡前喝酒会扰乱睡眠中的呼吸，会出现呼吸不规则，甚至呼吸停止等，导致生命危险。因此，哮喘患者尤其是肺功能不全者，切忌睡前饮酒。

6 为什么哮喘好发于春秋季节

哮喘发作具有明显的季节性，好发于春秋季节，暑热季节发病率则明显降低，这主要与下列因素有关：

①春秋季节天气冷热温度变化较大，忽冷忽热易伤风感冒，而哮喘多在伤风感冒后引起。温度较稳定的大冷、大热季节里往往不易发生哮喘。

②春秋季节花草树木茂盛，百花齐放，尤其是某些野草或树木的风媒花粉在此期间散放出许多颗粒飘浮在空气中，有过敏体质的人吸入某些过敏花粉便开始打喷嚏、流鼻涕、鼻痒、咳嗽，以后逐渐引起哮喘。

③很多灰尘中生长着一种称为“螨”的小虫，在空气湿度较高及一定的温度时（25℃～30℃），容易生长繁殖，有些人因吸入了某些灰尘后便引起哮喘，但很多灰尘属刺激性并非过敏性，若以为对“灰尘过敏”而寻求用灰尘或螨脱敏是没有效果的。

由上可见，春秋季节气温变化大，过敏花粉多，正逢尘螨的生长繁殖季节等因素，造成了哮喘易在春秋季节发病。

④雾气、阴天、刮风和暴雨会改变电场的强度和大

气的导电性，使空气中离子发生变化。研究表明：空气中阳离子可引起支气管平滑肌收缩、器官纤毛运动力降低、黏液滞留，而阴离子的作用正好相反。所以当期后变化伴有空气中阳离子浓度增加时，哮喘的发作机会就会增加；反之阴离子增加，如达到每立方厘米空气中含有10～100万个阴离子时，就有明显防止哮喘的作用。

此外，某些哮喘病并不一定在春秋季节发病。例如，因经常呼吸道感染，接触棉尘、化学气体、粉尘或药物、疲劳受寒等引起咳嗽。以后因久咳成喘，因而有不少棉纺厂、化学药剂、塑料厂、皮毛厂等处的工人，哮喘发病率比一般居民或其他职业的人高，有哮喘的人就不宜选择这类职业。

7 哮喘为什么在冬季特别容易发作

冬季是呼吸道感染的高发季节，同时也成为支气管哮喘的高发季节，原因有两个，一是多数过敏性哮喘对冷空气敏感，因此容易发病，二是一般支气管哮喘复发多因上呼吸道感染并存，这也成为支气管哮喘复发的主要原因，冬季的气候多变、寒冷干燥、空气污染、细菌或病毒感染就容易诱发哮喘。哮喘反复发作，可导致肺气肿、肺心病等并发症。而大多数支气管哮喘病患者只在哮喘发作时才想起治疗，往往忽视了缓解期的用药。其实，哮喘的治疗重点应该放在缓解期，也就是说，支气管哮喘的治疗应当以预防性的治疗为主，这样可以增强体质，提高机体免疫力，从而预防哮喘的反复发作。

哮喘是一种慢性炎症，各种引发呼吸道感染的因素均可加重哮喘，讲究饮食营养，给予免疫系统战胜感染所需的营养，参加适宜运动，增强体质，提高免疫防御功能，注重环境和讲究个人卫生，除非有明显的细菌感染症状，如咳脓痰，发热等，需要给予有针对性的抗生素治疗，一般哮喘发作情况下，不要给予抗生药物，以免因抗生素使用不当而诱发二重感染，增加治疗难度。

哮喘患者的治疗非常重要，一定要遵从医嘱，同时预防更为重要，尤其是在春季、秋季和冬季这些寒冷的季节做好防范措施，保持身体健康。

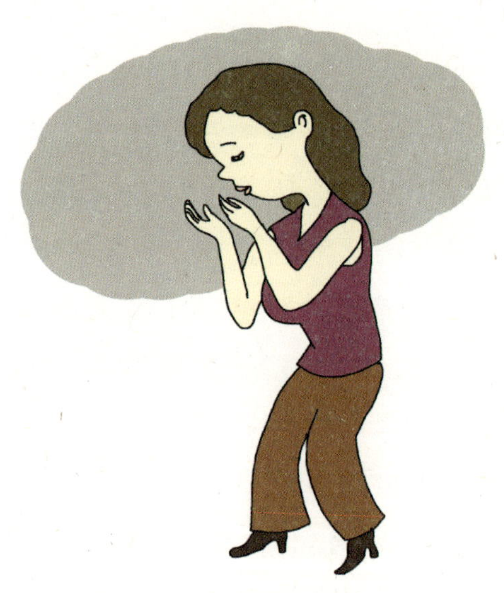

8 按摩可以缓解哮喘的病情吗

按摩可以缓解哮喘的病情，按摩可调节神经内分泌功能，促进血液循环，防止哮喘发作。

①按揉丰隆：此穴在小腿前外侧，外膝眼（膝盖外下方凹陷处）与外踝尖连线的中点处。按摩此穴能和胃气、化痰湿、清神志，治疗咳嗽、眩晕、腹痛、下肢痛、咽喉肿痛等症。

②点按少商：此穴在拇指末节桡侧（即手背朝上远离食指的一侧），距指甲根角0.1寸处（约0.1cm）。用拇指指腹先后点按两侧少商穴各1～2分钟。按摩此穴能通经气、苏厥逆、清肺逆、利咽喉，治疗咳嗽、气喘、咽喉肿痛、呼吸衰竭、卒中昏迷等症。

③按揉鱼际：此穴在第1掌骨中点之桡侧，赤白肉际处（即手背与手掌皮肤相交接处）。用拇指指腹先后按揉两侧鱼际穴各1～2分钟。按摩此穴能散风化痰、清肺利咽，治疗咳嗽、气喘、头痛、咽喉肿痛等症。

④按揉膻中：此穴位于胸骨正中线上，平第4肋间隙，两乳头之间的中点处。用食指或中指的指腹按揉膻中穴3～5分钟。按摩此穴能调气降逆、清肺化痰、宽胸

利膈，治疗咳嗽、支气管哮喘、胸痛、胸闷、肋间神经痛等症。

⑤点按天突：此穴位于胸骨切迹上方正中凹陷处。用食指或中指指腹慢慢地点按天突穴1～2分钟。按摩此穴能宣肺化痰、利咽开音，治疗咳嗽、支气管哮喘、咽喉炎、扁桃体炎等。

⑥点压三里：足三里穴位于外膝眼（凹陷）下3寸（相当于自己除拇指外其他四指并拢的宽度），胫骨外一横指处。经常点按此穴，有助于健脾益气，强壮体质，预防哮喘复发。

9 锻炼瑜伽有益于控制哮喘发作吗

瑜伽有利于缓解压力、调整心态。瑜伽可以控制哮喘发作的作用多与瑜伽特有的呼吸锻炼有关。瑜伽练习特别注重呼吸的调节，经鼻吸气，鼻腔的加湿、过滤功能有效地减少空气中有害气体的刺激，避免支气管发生痉挛；经口呼气，可以延缓呼气气流的下降，提高气道压力。

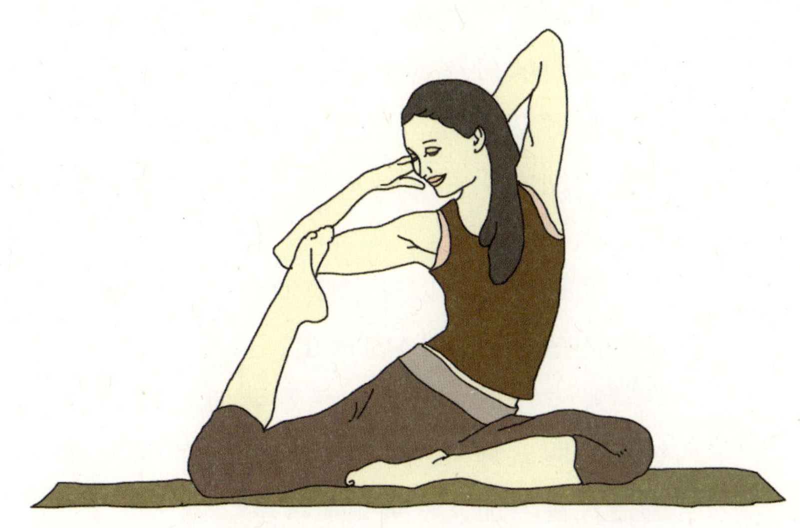

10 哮喘患者如何调整呼吸锻炼

哮喘发作时通常呈呼气性呼吸困难，这是由于肺泡不能充分呼出气体所造成的。在哮喘缓解期进行有利于呼气的腹式呼吸等的调整呼吸锻炼，可以帮助患者改善这种呼气性呼吸困难。

同时由于哮喘患者常常有着不同程度的肺通气功能障碍，经常习惯于胸部运动为主的呼吸形式，机体为了维持血氧的饱和度，呼吸肌必须加倍地工作。久之会导致呼吸肌的过度疲劳甚至衰竭，不能有效地收缩来维持正常的呼吸运动，而腹式呼吸锻炼等则可以加强膈肌、腹肌、肋间肌和胸部肌肉的活动，改善其收缩功能，减轻呼吸肌的疲劳。

腹式呼吸可以在病情发作时依靠膈肌的收缩力量帮助肺内的残气从肺内挤出，一旦患者学会腹式呼吸后，在哮喘发作时，就可以借助腹肌和膈肌的力量进行日常练就的腹式深呼吸，以改善患者的呼气性呼吸困难，使肺通气量增加，改善缺氧状态。

11 锻炼对哮喘患者有哪些益处

锻炼就是自我达到治病强身目的治疗方法。对多种慢性呼吸道疾病，如哮喘、阻塞性肺气肿都有一定疗效。经锻炼、呼吸运动可以随意调控，为呼吸系统疾病进行医疗体育带来了方便。医疗体育对哮喘患者的基本作用可有以下几方面：

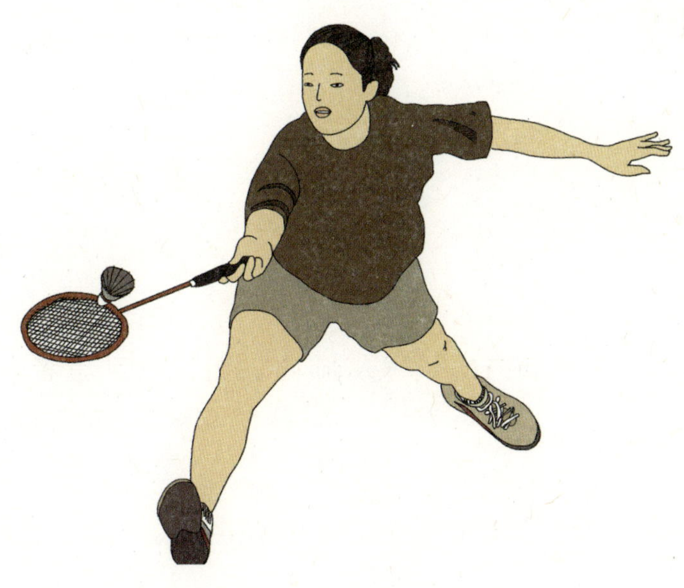

①促进躯体及精神放松，消除心理紧张，从而在一定程度上为缓解支气管痉挛、减少及减轻发作创造条件。

②现代研究证明，经常从事适量的体育运动能够兴奋交感神经，松弛支气管平滑肌，减少气道阻力，反射性地引起呼吸加深加快，增加呼吸肌运动，加大吸气状态下的胸膜腔负压。改善心肌泵血功能，增加肺泡有效通气量，起到增强体质、减少哮喘病发作的作用。

③通过专门的呼吸练习，改变呼吸形式，从而提高呼吸效率，可减轻气急症状。当形成新的呼吸运动形式后，可进一步减少发作次数，减轻发作症状，且对肺气肿及肺心病的防治起积极作用。

第四章

哮喘的预防与治疗

1 预防哮喘发生的重点是什么

（1）哮喘日常预防

①在明确过敏原后应避免与其再接触。例如：如是由于室内尘埃或螨诱发哮喘的发作，就应保持室内的清洁，勤晒被褥，而且应常开窗户通风，保持室内空气的清新。

②不宜在室内饲养猫，犬等小动物。

③平时应注意孩子的体格锻炼，如常用冷水洗浴，干毛巾擦身等进行皮肤锻炼，以便肺、气管、支气管的迷走神经的紧张状态得到缓和。

④加强营养，避免精神刺激，避免感冒和过度疲劳等对预防哮喘的发作也有着重要的作用。

（2）健康教育

①心理指导：指导患者正确对待哮喘，反复向患者讲解精神情绪等心理因素与哮喘发作的关系，使患者保持良好的心态，因哮喘易反复发作，患者易产生恐惧心理，在护理中，通过谈心、心理咨询的方式，了解患者需求，有针对性地进行心理疏导，多与患者及家属交谈，耐心开导患者，尊重关心他们，使其保持乐观的心态，

配合治疗。

②饮食指导：哮喘患者的饮食要清淡，易于消化。饮食过饱、太甜、太咸、油腻的食物都不利于哮喘患者健康，并且不宜进食刺激性食物如吗啡、辣椒、酒等。向患者讲解饮食与哮喘的关系。

③环境因素：保持病房空气新鲜通风，避免灰尘，煤气，烟雾及其他一切刺激性物质。避免接触引起过敏的尘螨、真菌、皮毛、食物、药物等，同时避免接触常见的过敏药，如碘剂、青霉素等，以免患者吸入或接触后引起哮喘发作。制定了防护措施，还须严格执行。

④用药指导：正确使用药物是有效治疗的重要保障。告诉患者常用平喘药物的用法、用量、疗效及维持疗效的时间、可能出现的不良反应。正确指导患者使用气雾剂的方法。

⑤教会患者如何观察哮喘发作先兆，帮助患者回忆每次哮喘发作前的情况，是否有鼻痒、眼痒，流泪、打喷嚏等症状。一旦出现此症状，应立即用药，避免哮喘急性发作。

⑥指导患者体育锻炼：适当的活动如散步、打太极等，不仅可以锻炼身体，同时可以锻炼肺功能。正确指导患者进行呼吸功能的训练，如缩唇呼吸、腹式呼吸、呼吸体操等。加强胸、膈呼吸肌肌力和耐力，提高活动耐力。

2 临床上怎样诊断哮喘

氧自由基会对支气管组织造成一定的伤害，当损害达到一定程度时，就有可能导致支气管哮喘发病，不过，只要我们能够及时发现这些患病特征，就可以在早期控制哮喘，避免病情的加重。

（1）呼吸困难

支气管哮喘发作前的症状表现不是非常明显，往往被患者所忽视。前兆出现后患者立即会表现出胸闷、胸部紧迫甚至窒息感，感觉胸部被石头压住，呼吸非常困难，并带有哮鸣音，发病时间一般会持续15min左右。此时患者不能平躺，会被迫端坐，头向前俯，用力喘气，一段时间后症状会自行或因治疗缓解。

（2）咳嗽、咳痰

干性无痰咳嗽是典型的支气管哮喘的表现，表现程度会因患者病情的不同而不等。发作期咳嗽的症状表现会逐渐减轻，以喘息为主。等到发作接近尾声时，咳嗽、咳痰症状加重，由于支气管痉挛及黏膜水肿减轻，大量分泌物得以排出，所以会咳出较多稀薄痰液或黏液性痰栓，所以患者要注意平时多补充水分。

（3）其他症状

患者的其他症状是就哮喘发作时的持续时间。如果支气管哮喘患者的病发时间长、程度比较严重，还可能会有胸痛的症状，部分患者会出现呕吐，甚至大小便失禁。当呈重度持续发作时，患者往往会有头痛、头昏、神志模糊、嗜睡和昏迷等精神症状。发作期过后患者多半会有浑身乏力的症状表现。

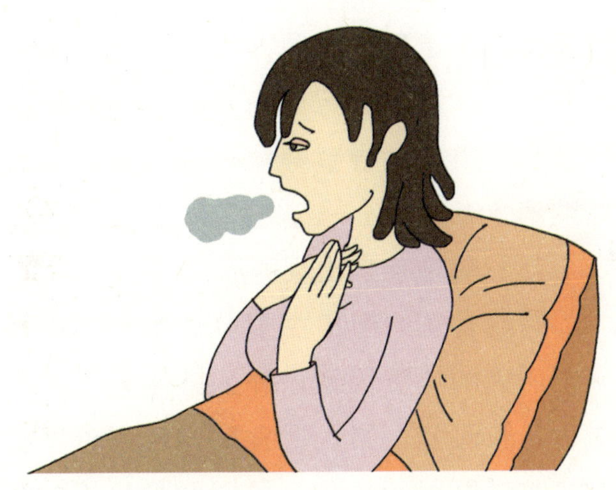

3 如何自我缓解哮喘病情

有的人虽然每天都进行体育锻炼，但发现哮喘的病情反而越来越重，这是因为我们没有找出自己为何会患上哮喘，盲目地进行体育锻炼，只会加重我们的呼吸道和肺部的负担，导致哮喘病情加重，那么如何自我缓解哮喘病情呢？

（1）哮喘疾病出现的原因

哮喘发生的原因主要分内因和外因两类，内因就是平常所说的遗传因素，外因就是天气的变化、运动强度过大、长时间劳累、误食某些可以诱发疾病的食物、感冒等。对原因的预防，最重要的是控制外部因素，建议患者注意平时天气的变化，适当添加衣物，预防感冒的发生。

（2）哮喘的自我缓解方法

当哮喘发作时，患者可以通过一定的方法来缓解疾病症状，比如改善呼吸，这是效果最为显著的一种哮喘的自我缓解方法。腹式呼吸就是一种简单高效的呼吸运动锻炼方法，那个调动中下肺部肺泡，加强呼吸深度，改善肺部的换气功能与血液循环，进而缓解患者呼吸困难和喘息等不适症状。

（3）哮喘的自我诊断方法

只有确定自己真的患上了哮喘这种疾病，缓解症状的方法才会有用。主要观察活动后是否是出现了咳嗽表现，夜间有没有发生及加重；反复喘息是否发作；发生的时间间隔是多长；呼吸困难是否严重，是不是反复发作；生活中有没有出现胸闷的症状表现等。

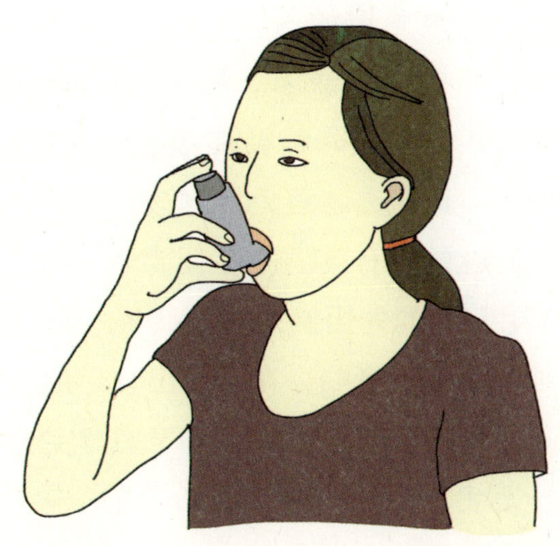

4 西医怎样治疗哮喘

（1）避免诱因

过去认为避免接触诱因是治疗手段之一，新近的观点则认为，如果接触诱因之后可以引发哮喘发作，说明患者的哮喘控制不良，需要加强控制发作药（controller）的剂量，而不是让患者避免接触该种诱因。

①尽量避免所有类型的β阻滞药，包括选择性β2阻滞药、β阻滞药的外用制剂等。

②对于职业性哮喘，在症状出现后的前6个月内，如能彻底避免暴露职业性因素，甚至有望完全康复。

（2）患者教育

①建立合理的预期，令患者明白虽然哮喘无法根治，但是经过长期恰当的治疗，绝大多数人可以获得有效控制。

②教会患者识别诱因。

③教会患者哮喘的先兆、症状、自我监测和自救。

④确保患者正确掌握吸入制剂的用法。

⑤帮助患者理解缓解发作药和控制发作药的区别。由于控制发作药无法迅速解除患者的症状，很多不知情

的患者对控制药的依从性很差。患者教育可显著提高控制药的依从性。

⑥良好的患者教育有助于减少住院率和死亡率。

（3）药物治疗

治疗哮喘的药物可分为控制发作药（controller）和缓解发作药（reliever）。控制发作药具有抗炎作用，也称抗炎药，规律应用后可以控制气道慢性炎症，减少乃至避免哮喘急性发作，控制哮喘发展，稳定肺功能。缓解发作药具有支气管舒张作用，因此，也称支气管舒张药，通常是在哮喘急性发作时按需使用。部分药物既可通过口服或注射达到全身给药，也可以通过吸入达到局部给药。气道给药技术的进步，使得气道局部有很高的药物浓度，而全身作用降低，在提高疗效的同时，也明显地降低全身副作用。

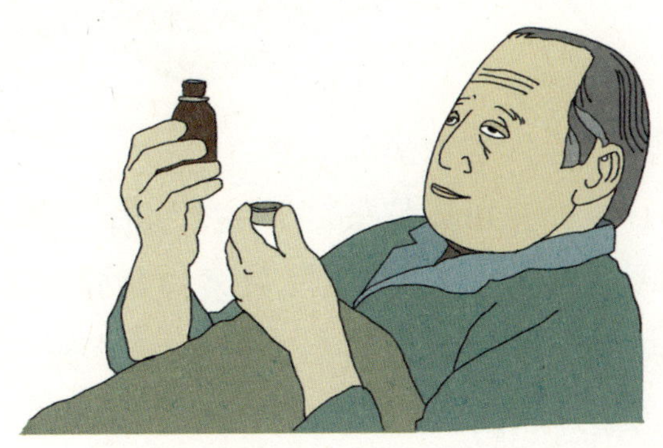

5 治疗哮喘的气道给药技术是怎样的

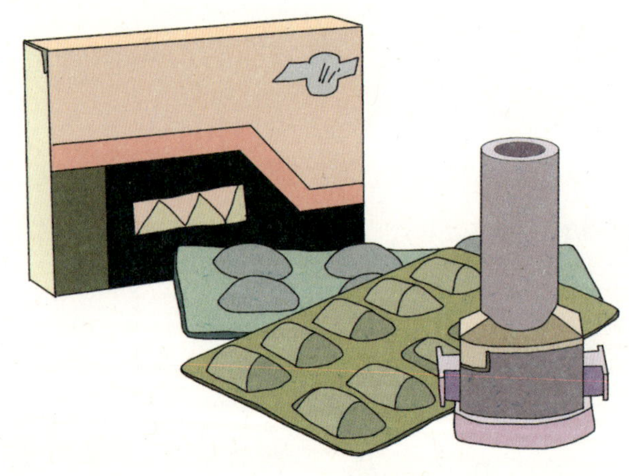

（1）吸入型糖皮质激素

①目前已知最好的控制发作药，此类药物的问世革新了哮喘治疗的面貌。ICS 只是控制哮喘的病情，但无法根治哮喘。停药数周至数月后病情逐渐恶化，一般不会出现病情急剧反跳。

②对各个年龄段和各种程度的哮喘患者均有益处，长期规律用药可以减少急性发作的次数和程度，避免气道的不可逆改变，从而改善生活质量、降低死亡率。

③与 β2 激动药合用有协同作用

④长期低剂量（400μg/d 布地奈德或等效剂量的其他 ICS）。应用 ICS 是安全的，主要副作用在于给药的局部，如声音嘶哑、口腔白假丝酵母菌感染等，这些问题可以通过采用改进给药技术或者在吸入药物后及时漱口加以减轻；全身副作用可以忽略不计。

⑤大剂量（>1000μg/d 布地奈德或等效剂量的其他 ICS）应用 ICS 时就有可能出现全身副作用，目前已知的有容易出现瘀斑（因为皮下组织变薄）、肾上腺皮质功能抑制、骨密度降低。

⑥没有证据表明 ICS 会增加肺部感染的几率，活动性肺结核也不是 ICS 的禁忌证。

（2）白三烯调节药：包括半胱氨酰白三烯 1 受体拮抗药和 5－脂氧合酶抑制药

①有轻微的支气管舒张作用，和 ICS 联用的效力不及 ICS 和吸入长效 β2 激动药联用，可减轻症状。

②抗炎作用弱于低剂量的 ICS，可减少急性发作、改善肺功能。多数情况下，作为辅助抗炎药使用，以便减少 ICS 的剂量。对于轻度慢性持续的患者，也可试用本类药物代替低剂量 ICS 用于长期维持治疗。部分阿司匹林哮喘患者对本类药物反应良好。

③副作用轻微，疗效的个体差异大。

（3）茶碱类（小剂量）

①小剂量的茶碱类药物具有抗炎活性，其分子机制可能是激活组蛋白去乙酰化酶－2（histone deacetylase－2），该酶是抑制炎症因子基因激活的关键机制。达到最大的抗炎效能时需要的血药浓度不高（5～10mg/L），因此（小剂量使用时）耐受性良好，一般不需要监测血药浓度，除非怀疑茶碱中毒。

②暂不知道长期使用小剂量茶碱类药物的抗炎效力有多大，只

是知道其和ICS联用的效力不及ICS和吸入长效β2激动药联用。目前，小剂量茶碱类药物（尤其是缓释剂型）主要是作为辅助抗炎药使用，用于减少ICS的剂量。

③突然停用茶碱类药物，有可能引起反跳。

（4）系统应用糖皮质激素（systemic glucocorticosteroid）

①对于中度及以上程度的急性发作，为减少恶化、降低住院风险、促进发作终止，应尽可能早地开始足量给予糖皮质激素，口服和静脉给药均有效。

②长期口服糖皮质激素维持治疗的效益，风险远低于长期ICS治疗。大约1%的患者必须依靠长期口服糖皮质激素维持治疗，维持剂量需在随访过程中滴定。

③感染、糖尿病、骨质疏松、青光眼、严重抑郁、消化性溃疡的患者，长期全身应用糖皮质激素时应非常谨慎。长期系统应用糖皮质激素的患者，需检测骨密度，发现骨密度降低后，应及时预防性施予二磷酸盐（绝经期女性还可以应用雌二醇）。

④用药较短的（<2周），可以直接停药而无需逐步减量，长期给药的患者，应避免突然停药，否则容易出现肾上腺皮质功能不全，并可能诱发潜在的Churg Strauss综合征发作。

（5）抗IgE抗体（奥马佐单抗，omalizumab）

①可以中和循环中的IgE抗体，因此，可以抑制IgE介导的反应。对已和细胞结合的IgE抗体没有作用，所以，不会激活肥大细胞。

②仅限于伴有IgE升高，并且即使吸入药物达到最高剂量仍然无法控制哮喘。

③疗效有待进一步研究，目前已知本药可以减轻症状、减少急

性发作。

④副作用：远期疗效和安全性尚需积累更多的资料，到目前为止，尚未发现重大副作用。有研究发现，少数为了停用糖皮质激素而应用奥马佐单抗的患者，在停用糖皮质激素的过程中，出现了潜在的 Churg Strauss 综合征发作。

（6）肥大细胞膜稳定剂

①抑制肥大细胞和感觉神经的活化，因此，对存在明显诱因（如运动、二氧化硫、过敏原等）的哮喘有效。必须在发作前预防性给药，对终止发作无效。

②抗炎作用微弱，长期维持治疗的效果非常有限。

③安全性高，少数患者可能有局部刺激作用。曾经广泛应用于哮喘患儿，随着小剂量 ICS 安全性研究的深入，本类药物已逐渐少用。

（7）特异性免疫治疗：通过逐渐加大接触过敏源的量，以便诱导免疫耐受。

①在成年哮喘患者中作用有限，加上操作麻烦，因此，多数哮喘治疗指南并不推荐这种疗法。对于已经严格避免接触诱因，并经过高强度的药物治疗后仍无法完全控制的患者，可考虑试用本疗法。

②治疗前需要确定诱发发作的过敏原。同时，该过敏源需有成熟的注射剂型。

③局部副作用：皮肤红肿、风团、瘙痒等。

④全身副作用：哮喘发作、过敏性休克等，严重者可以致命，因此，实施本疗法时，应备好抢救措施。

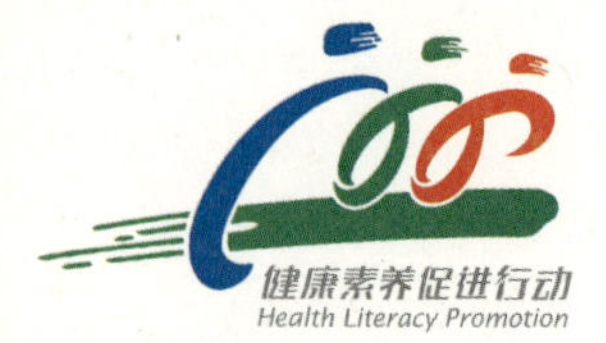

6 过敏性哮喘治疗原则有哪些

受到冷空气和其他环境因素的影响，年老者是比较容易出现过敏性病症的，而且，年老者会有其他疾病，所以在治疗过敏性哮喘的时候，更要注意治疗的原则，这样才能远离哮喘。

①目前治疗哮喘的药物包括糖皮质激素、受体激动剂、抗胆碱能药、茶碱类药、抗白三烯受体调节剂等。但这些药物均不能根治哮喘，这是事实。因此，切不可轻信江湖游医的所谓“家传秘方”能根治哮喘的说法，以免上当受骗，反而延误病情，造成遗憾终生。

②哮喘症状可得到良好或完全的控制。虽然目前哮喘不能得到根治，但其临床症状却是可以得到良好或完全控制的。据《获得最佳的哮喘控制》研究结果显示，对于原先未用或只用低中等剂量激素的哮喘患者，持续应用激素可使其中的16%～40%获得完全控制，47%～70%获得良好控制。因此，只要能密切配合医生，执行治疗方案，并做好预防工作，病儿是完全可以和正常儿童一样生活、运动和学习的。

③坚持治疗，有始有终。哮喘是气道慢性炎症，病

情经常反复，患者既不能悲观失望，也不能麻痹大意，要坚持治疗，做到有始有终，切不可半途而废。有的家长一见到孩子哮喘2~3个月不发，就不让孩子服药，甚至私自停药，这是千万要不得的。最新的《哮喘管理和预防的全球策略》规定，当患者在最低剂量的控制药物下仍能维持哮喘控制，并且哮喘症状不再发作达一年时，方可考虑停用药物。

④不要随意更换医生。为防治哮喘，医生和患者是一个目标的两个方面，两者必须相互了解、沟通、磨合和配合，同时还要相互信任、支持和谅解，形成朋友和伙伴的关系。因此，提倡哮喘治疗最好固定一两名医生看病，不要随意更换。

⑤预防呼吸道感染。儿童哮喘大多与呼吸道病毒感染有关，因此，预防呼吸道感染意义重大。注意保暖、讲究卫生、适当运动、预防交叉感染，势在必行。

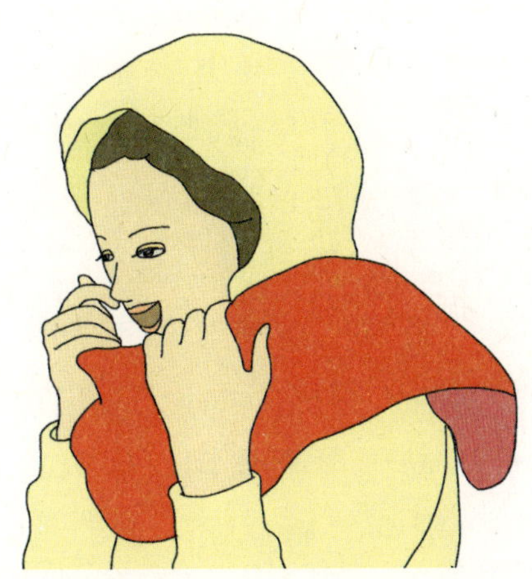

7 哮喘患者常用的支气管扩张剂有哪些

现在很多哮喘患者都使用支气管扩张剂来控制病情发展，但是这些支气管扩张剂都可以分为哪些种类呢？可以治疗什么类型的疾病？效果怎么样？

①β2 肾上腺素受体激动剂（β2 受体激动剂）：β 受体存在于心血管、肺及肌肉等组织器官内，可分为 β1 及 β2 两种。作用于 β1 受体的兴奋药，能增加心肌收缩力，加快心跳，抑制肠道蠕动。作用于 β2 受体的兴奋药，则舒张支气管，增加气道上皮细胞纤毛清除作用，并能使血中嗜酸细胞减少等。肾上腺素和异丙肾上腺素（喘息定）等，对 β1 及 β2 受体均有兴奋作用，因此在舒张支气管的同时，常引起心跳加快、心肌氧消耗增加、心律不齐等副作用。β2 激动剂，如沙丁胺醇（舒喘灵），可以口服，又可吸入；既有长效制剂，又有短效制剂。通常采用气雾剂吸入途径，如沙丁胺醇，一般吸入 5 分钟至 10 分钟后，即起到平喘作用，但只能维持 3 小时至 6 小时。而长效气雾剂“施立稳”或口服“全特宁”、“丙卡特罗”，可以维持 12 小时。但是，β2 激动剂最好是在有症状时按需作用。如果过多依赖 β2 激动剂，这就意味着抗炎症治疗不够，或者吸入方法不正确，或合并有其他

感染问题。β2 激动剂除了用气雾剂吸入外，还可以用沙丁胺醇水溶液，用空气压力泵或氧气筒作动力，通过雾化器雾化给药，作用快而副作用小，是目前哮喘急救时的首选方法。

②茶碱类：氨茶碱与 β2 激动剂作用相似，可以松弛气道平滑肌，并有兴奋心脏和中枢神经系统的作用，使呼吸道分泌物易排出，还能恢复呼吸肌疲劳。常用的有普通氨茶碱片、长效茶碱等。它的止喘作用也较好，血液里的药物浓度在每毫升含 5 至 20 微克时起作用。由于该药个体代谢差异大，如果能进行药物浓度测定，据此来调整用药，使血中药物浓度保持在最佳有效浓度范围，效果更佳。

一般普通氨茶碱片为每 6 小时至 8 小时服药 1 次，儿童每次可用 4 ~ 5mg/kg。长效茶碱 12 小时间隔服药，每次 8 ~ 10mg/kg，成人一般每次用 0. 1 ~ 0. 15g，每天 2 次。现在还有每日服 1 次能维持 24 小时的制剂“优喘平”。但是茶碱有时可以引起恶主、腹部不适，食欲受影响，故在饭后服用为宜。

③抗胆碱类药物：溴化羟基异丙托品对气道平滑肌有较强松弛作用，但起效较慢，用药后 30 分钟至 60 分钟后达高峰，作用于大、中气道为主，可与 β2 激动剂一起用，一般用气雾剂或雾化溶液吸入。是我国研制的胆碱能神经阻断剂，也有松弛平滑肌及改善微循环的作用。一些慢性哮喘患者也可长期小剂量口服。

④白三烯受体拮抗剂：半胱氨酰白三烯能致气道微血管漏出、水肿及黏液分泌并引起气道嗜酸细胞渗出，是一种强有力的支气管收缩剂，从理论上推测它的受体拮抗剂可能是有效的哮喘防治剂。目前这个设想已成为事实。捷利康医药开发咨询有限公司在我国市场推出一种选择性白三烯 D 受体拮抗剂，商名安可来（Accolate），经北京多家医院临床试用证实对轻中型支气管哮喘的预防治疗有较好效果。这可能是在哮喘治疗上的一个新突破。

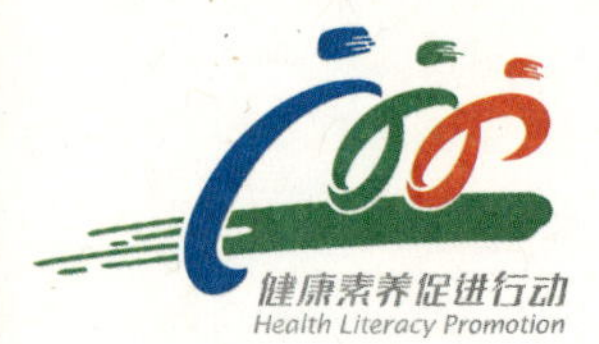

8 治疗哮喘的常用药物有哪些

（1）支气管扩张剂

支气管扩张剂即我们常说的平喘药物，主要是用于缓解急性哮喘发作时发生的支气管痉挛。常用的有β2肾上腺素受体激动药（代表药物为异丙肾上腺素、沙西胺醇）、茶碱类药（代表药物为氨茶碱）、抗胆碱类药物（代表药物为溴化羟基异丙脱品）、白三烯受体拮抗药物（代表药物为半胱氨酸白三烯）4种。

（2）脱敏剂

脱敏剂主要用于脱敏治疗以减轻过敏反应，从而达到防止哮喘发作的目的，此类药物只针对过敏性哮喘患者。脱敏疗法是用少量过敏原不断的刺激患者，使患者产生耐受性，达到避免过敏反应的目的。

（3）预防类药物

预防类药物主要用于预防哮喘急性发作，长期坚持使用可以明显降低哮喘发作率，减轻疾病严重程度。常用的有皮质激素（代表药物为丙酸倍氯米松）、色甘酸钠、酮替芬3种。

（4）抗生素

抗生素多用于预防或控制感染，如哮喘发作时间较长、伴有发热、合并支气管炎、肺炎等细菌感染的哮喘患者。

（5）免疫调节剂

免疫调节剂的主要功能是增强哮喘患者免疫功能，抵抗病毒感染。常用的有胸腺素、卡慢舒糖浆、乳珍、核酪、中药黄芪等。

9 缓解哮喘病情的用药原则是什么

哮喘发作的时候是很难受的，所以在治疗哮喘的时候，患者应该先了解先用药的原则是什么，避免错误的用药，加重病情发展。

（1）及早用药

患者要尽量在每次哮喘发作的早期就采用疗效迅速的药物加以控制，因为这时病情较轻，如若用药及时能起到事半功倍的效果。

（2）有效用药

患者需根据病情的轻重来选择药物，不同的症状也需要使用不同的药物，这样才能对症下药，有效控制病情。

（3）预防用药

支气管哮喘发作有一定的规律性，发作原因又因人而异，因此应当留心观察，找出自己的发病规律，这样就能及时采用预防性用药，防患于未然了。

10 吃南瓜可以治疗哮喘吗

多注意自己生活的环境，不要让自己的呼吸道受到刺激，是预防哮喘的关键原则，但是，如果哮喘的症状已经出现了，我们就要尽快想到补救的方法了。根据研究表明，吃南瓜对于治疗哮喘有一定的帮助。

冬季，在农贸场和超生鲜区，被切成一块块销售的南瓜随处可见，吃南瓜可谓正当时。南瓜的营养成分较全，营养价值也比较高。嫩南瓜中维生素 C 和葡萄糖含量比老南瓜丰富；老南瓜的钙、铁、胡萝卜素含量较高。这些物质对防治哮喘病均比较有利。中医学认为：南瓜味甘、性温，具有补中益气、消痰止咳的功能，其食疗方法有：

（1）蜜糖姜汁蒸南瓜

材料：取 500g 南瓜一块，冰糖和蜂蜜各 50g，压榨姜汁适量。

制作：将南瓜表面洗净，去掉南瓜瓤和籽，在南瓜凹部放入姜汁、冰糖和蜂蜜，放在蒸笼上隔水蒸 2 个小时即可。

作用：每日吃一半，每天分 2 次食用，能补肺肾、止

咳喘。

（2）南瓜皮煮牛肉

材料：取老南瓜皮200g，牛肉100～200g。

制作：共同倒入锅内煮熟煮烂，吃肉、喝汤，每日2次，可以经常食用。

作用：能补脾胃、益气血、止咳定喘。

（3）红枣红糖南瓜

材料：去核红枣20颗，南瓜约500g，红糖少许。

制作：将南瓜去皮切块，与红枣加水煮烂，加入红糖调味后即可食用。

作用：食用量可根据患者具体情况而定，同样具有止咳益肺的功效。

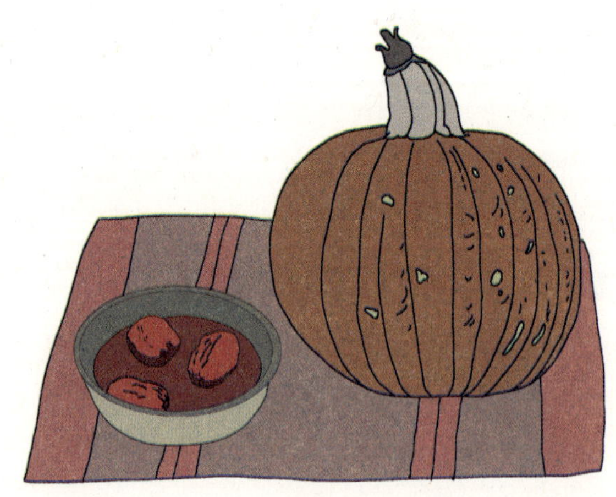

第五章

哮喘的家庭护理

1 哮喘患者如何做好饮食保健

（1）发作期

寒性哮喘：见于冬季或哮喘发病的早期。临床特点为咳嗽、哮鸣、呼气延长、气急喘促、痰液清稀、色白多沫、四肢不温、面色苍白、或伴鼻塞流涕。治宜宣肺散寒，化痰平喘。

①米醋适量，鸡蛋2个。鸡蛋煮熟去壳，放入米醋中浸泡，食蛋，每次1个，每日2次。

②核桃肉1枚，白果仁10g（炒去壳），生姜3片，水煎服。

③生姜汁适量，南杏仁15g，核桃肉30g，捣烂加蜂蜜适量，炖服。

④吴茱萸糊：吴茱萸10g，研细粉，醋调为糊，贴敷双涌泉穴，48小时取下。

⑤冰糖白果：白果仁10g（炒去壳），冰糖5g，共捣碎，开水冲泡，每日1～2次。

热性哮喘：见于体质壮实者或有慢性呼吸道炎症者。临床特点：咳嗽哮鸣、呼气延长、痰多色黄、口渴咽干、大便干结、或伴有发热。治宜清肺化痰平喘。

①绿茶10g，沸水冲待用。鸡蛋2个，煮至蛋熟，去壳，入茶水浸泡1~2小时，食蛋。

②鲜无花果捣汁半杯，开水冲服，日服1次，治愈为止。

③地龙粉：地龙烘干研粉，每次1~3g，每日3次，饭前蜜调吞服。

④白果冬瓜子杏仁饮：白果6个，冬瓜子30g，杏仁10g，以水煎熬后，去渣，加入冰糖调匀，1日3次，每次1小杯。

（2）缓解期

此期是指两次哮喘发作之间的间歇期，此时虽没有哮喘症状，但由于哮喘的反复发作，往往表现为正气不足的情况。中医认为这多与肺、脾、肾三脏功能不足有关，患儿常有神疲乏力、面色少华、容易出汗等症状，配餐的原则是扶正固体，通过补益肺、脾、肾三脏，以减少或控制哮喘的发作。

①防哮粥：黄豆50g，玉竹10g，山药15g，黄芪20g，白梨1个，加水适量，煮熟黄豆，余汁150mL，每次15mL，每日3次。用于肺脾不足者。

②黄芪粥：黄芪30g，粳米50g。水煮黄芪取汁，再入粳米同煮为粥，晨起空腹服之。适用于肺气不足者。

③参枣米饭：党参10g，大枣20枚，糯米250g，白糖50g。参、枣洗净泡发，水煮半小时，捞出党参、枣，汤备用。糯米加水适量，蒸熟成饭。置枣于饭上，再把汤汁加白糖煎熬成粘汁，浇于枣饭上。适用于脾气不足者。

④山药茯苓包子：山药粉100g，茯苓粉100g，面粉200g，白糖300g。将山药粉、茯苓粉加水适量调成糊状，蒸半小时后，调面粉、白糖，加发酵粉及少许碱面发酵，以猪油及青、红丝少许为馅

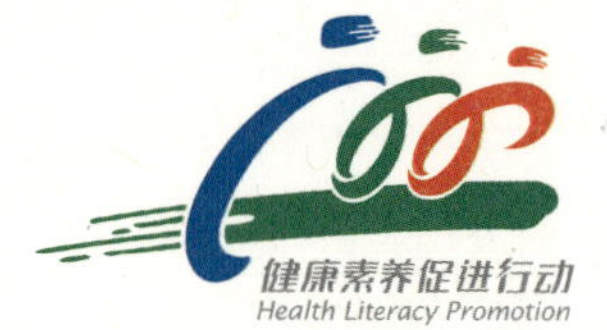

料，包成包子，蒸熟即可。适用于脾虚者。

⑤核桃仁 1000g，捣烂，入蜂蜜 1000g，和匀，用瓶装好，每次 1 匙，晨起及晚间空腹服，开水冲服。治肾虚不纳之虚喘。

⑥双仁蜜线：炒杏仁 250g，放锅内加水适量，煎煮 1 小时，再加核桃仁 250g，共煮，待汁将干锅时，加入蜂蜜 500g，拌匀煮沸即可。适用于肺肾两虚者。

⑦蛤蚧 1 对，加适当佐料，炖烂食。适用于肾虚者。

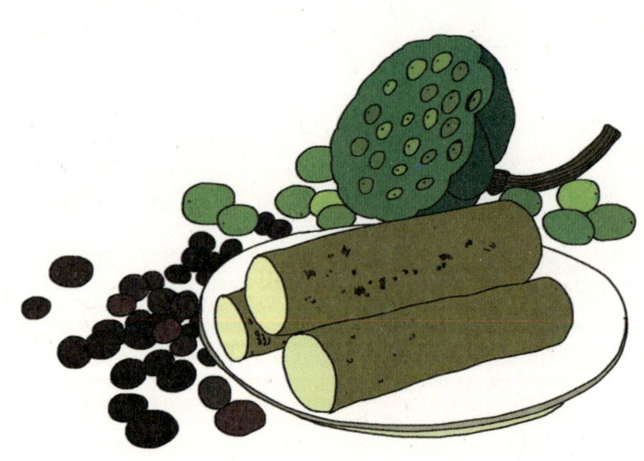

2 哮喘冬季保健要点有哪些

寒冷的冬季也是哮喘疾病的高发疾病，这对患者的身体健康也有很大的影响，因此，在冬季对哮喘疾病进行正确的保健也是很必要的。

（1）远离诱因

有哮喘病史的中老年人应尽量查出可能引起哮喘的致敏原因，尤其在秋天更要尽量避免与致敏物质接触，如尘螨、真菌和花粉、烟雾或有化学气味，如聚酯玩具、橡皮泥、修正液、香水、化妆品、清新剂、蚊香或杀虫剂、装修材料气味等。若已知过敏原因，则更应杜绝接触。注意不要养狗猫等宠物，不要用地毯，不要使用容易积尘的呢绒制品，注意室内空气流通。

尽量避免长处空调环境，难以避免时空调要定时清洗。同时，要注意减少房间里的积灰，最好不要铺地毯，床上用品应经常晒。其次，要随气温变化及时增添衣服、被褥。还要注意加强营养，重视锻炼身体，积极配合治疗。

（2）谨慎用药

①不宜滥用抗生素。哮喘患者最常犯的错误就是滥用抗生素。由于哮喘是一种气道变应性的炎症，以气道

高反应为特点，这种炎症与细菌性炎症截然不同，用各种抗生素治疗对哮喘没有效果。但很多哮喘患者却反复静脉点滴或长期口服抗生素，导致常年治疗不当。有些患者去就医时已经出现了肝肾功能损害、肺部真菌感染等症状，有些器官已经造成终身损害。因此，专家建议，哮喘患者发作，一定要到正规医院接受治疗，不要自己滥用药。

②激素该用就用。不少哮喘患者担心用了吸入型激素会引起骨质疏松、糖尿病和高血压等副作用或产生激素依赖，一直不用激素，或刚用一个月就赶快停药。其实，医生推荐的吸入型激素与口服泼尼松和静脉用的地塞米松等是不同的。吸入型激素不仅局部抗炎作用比泼尼松和地塞米松更强，而且其全身副作用减少很多，即使长期应用也相当安全，不会产生激素依赖。

③不用平喘药预防发作。不少患者谈“喘”色变，对哮喘有恐惧心理。为了减少发作，往往坚持服用平喘药。其实，平喘药仅在支气管痉挛时才能发挥扩张支气管的作用，丝毫没有预防哮喘发作的功能，长期服用不但无益，反而有害。如麻黄碱、异丙肾用上腺素可以引起心悸、心律失常，可产生耐受性，使真正需要治疗时，一般的治疗剂量起不到平喘作用。茶碱类药物会引起恶心、呕吐、失眠，甚至造成体内水、电解质平衡的失调。

④缓解期坚持用药。支气管哮喘是一个反复发作的慢性疾病，患者必须坚持长期用药，不仅要在疾病发作时用药，在缓解期也不能停药。如果患者在缓解期不用任何药物，极易导致疾病反复发作，久而久之，不仅会加重哮喘病的病情，还可能引起肺气肿、肺心病等严重的并发症。患者通过缓解期的用药，可以增强体质、提高机体免疫力和长久的御病能力，彻底消除气道内的炎症，从而达到预防哮喘发作的目的。

3 要根据体质来确定哮喘吃什么好吗

哮喘吃什么好要根据体质来，支气管哮喘（简称哮喘）是一种发作性的过敏性疾病，表现为对某种或多种物质过敏，当机体接触这些致敏物后出现过敏反应，支气管产生炎症介质，引起支气管痉挛，而出现气喘、胸闷、咳嗽等症状。防治哮喘，中西医有不同的手段，而我们在临床中发现，通过日常简单的中医辨证饮食调理，可以纠正哮喘患者偏颇的体质，有效地达到减少哮喘发作甚至不发作的目标。

体质理论是中医学的特色理论之一，认为体质决定着人体对某种致病因子的易感性。体质偏颇加重，则人体容易患病。哮喘人群以过敏质、气虚质、阳虚质、痰湿质多见，各种体质特点如下：

①过敏质：在外界因子的作用下，生理机能和自我调适力低下，反应性增强，其敏感倾向表现为对不同过敏原的亲和性和反应性呈现个体体质的差异性和家族聚集的倾向性。常表现为对季节气候适应能力差，易引发宿疾。

②气虚质：容易感冒，平常怕冷、怕风，手足冰冷，

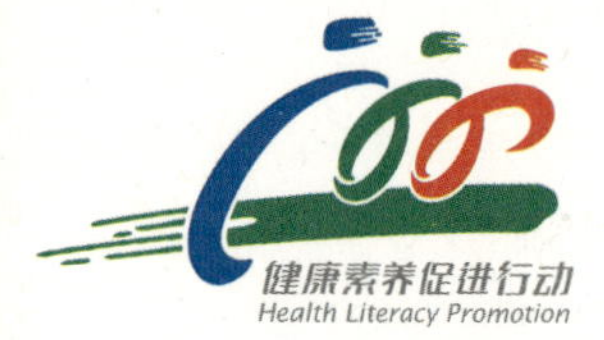

喜欢热饮，讲话无力或容易疲倦，面色苍白，头晕目眩，两眼干涩。易腹泻或大便软，尿频，尿色较淡，女性经量少，颜色淡薄。

③阳虚质：多形体白胖，肌肉不壮。表现为平时畏冷，手足不温，喜热饮食，精神不振，睡眠偏多，面色柔白，目胞晦暗，口唇色淡，毛发易落，易出汗，大便稀薄，小便清长。

④痰湿质：多体形肥胖、腹部肥满松软，面部皮肤油脂较多，多汗且粘，胸闷，痰多。面色淡黄而暗，眼胞微浮，容易困倦，口粘腻或甜，身重不爽，喜食肥甘甜粘，大便正常或不实，小便不多或微混。

根据哮喘患者的不同体质，可针对性地选用不同的药膳，以纠正体质的偏颇。

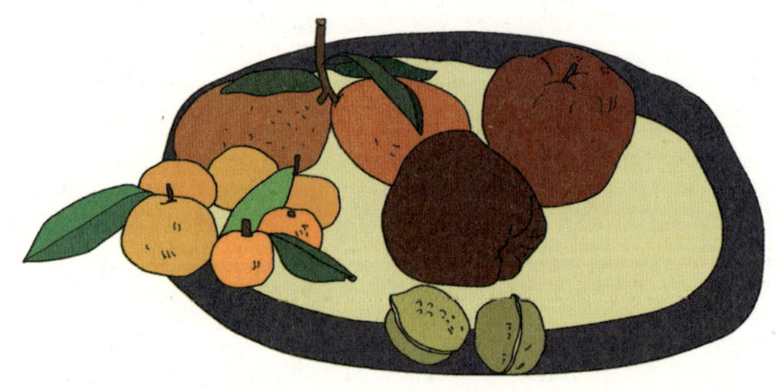

如气虚质患者可进食具有健脾益气作用的食物，包括小米、粳米、糯米、扁豆、红薯、牛肉、兔肉、猪肚、鸡肉、鸡蛋、鲢鱼、菜花、胡萝卜、香菇、豆腐、马铃薯等。

阳虚质者宜适当多吃一些温阳壮阳的食品：如羊肉、猪肚、鸡肉、带鱼、狗肉、麻雀肉、黄鳝、刀豆、核桃、栗子、韭菜、茴香等。

痰湿质者饮食宜清淡，可常食用的食物有赤小豆、扁豆、花生、海蜇、橄榄、萝卜、洋葱、冬瓜、紫菜、荸荠、陈皮、生姜等。

哮喘吃什么好要根据体质来，过敏质患者特别注意不要进食致敏食物，饮食宜清淡，忌生冷、辛辣、肥甘油腻，及各种“发物”，如鱼、虾、蟹、辣椒、肥肉、浓茶、咖啡等，以免引动伏痰宿疾。

4 过敏性哮喘的生活饮食护理怎样做

（1）过敏性哮喘的生活护理

①避免过敏原。哮喘过敏性哮喘常为过敏原通过内因而发病，通常吸入花粉、烟尘、羽毛、棉花等；食用鱼、虾、海鲜、牛奶等；接触油漆、橡皮、染料、化学品等；以及药物如磺胺药、青霉素等，均有可能成为过敏原。因此应注意诱发哮喘的因素，除去过敏原。此外，还应预防上呼吸道感染，避免疲劳过度，淋雨受凉或精神方面的刺激，以防止哮喘发作。

②保持室内空气清新。保持室内空气流通，避免灰尘飞扬，尽量不要用羽毛类衣被。患儿应卧床休息至症状消失，枕头需抬高，取半卧位。婴幼儿可抱起轻轻拍背，便于排出呼吸道分泌物。

③日常用纯棉织品。过敏性哮喘患者的衣物及床上用品，应以光滑、柔软和平整的纯棉织品。不宜使用羽绒及丝棉制品，以免吸入呼吸道而造成哮喘疾病的发作。

④避免冷刺激。过敏性哮喘患者从外面玩得满头大汗地回到家里，不要立刻进入空调房间，更不要打开冰箱拿起冷饮就喝。可以让过敏性哮喘患者先用毛巾将身

上的汗水擦干，喝一些温开水，待情绪稳定后，再享受空调。

⑤心理鼓励。鼓励患儿解除思想负担、树立治疗疾病的信心。平时除采取积极措施，防止哮喘发作外，还可适当做户外活动，进行锻炼，不断增强体质、提高机体的抗病能力。饮食宜给予营养丰富、易消化的头号流质或软食，宜多饮开水。平时应注意勿食刺激性食物和冷饮等，以免诱发哮喘。

⑥及时用药。有发作预兆时应及时用药，可避免哮喘剧烈发作。

（2）过敏性哮喘的饮食护理

①小心食品添加剂。食品添加剂，尤其是亚硫酸盐及味精，会引发哮喘病。亚硫酸盐最常见于啤酒及其他酒类、虾、水果（尤其是杏果）。大部分餐厅使用亚硫酸盐保存生菜沙拉、酪梨酱、水果切片、凉拌卷心菜、冷冻式罐头贝类、罐头食品、腌制品、冷冻薯条、洋芋片、酒醋、苹果汁、马铃薯、烘烤食品、腊肠、酒品。亚硫酸盐可见于任何一种食物。上餐馆时，不妨问一下食物里是否添加味精或亚硫酸盐。

②注意盐的使用。研究指出，食盐对哮喘病患者可能有致命性的威胁。因此，哮喘病患者应尽量减少盐的摄入量。

③多食用新鲜蔬果。多食用新鲜蔬果、核果、豆制品及种子、燕麦片、糙米、全麦等谷类。并采用一种低血糖性的饮食不含糖而含高蛋白及低碳水化合物。忌食带鱼、黄鱼、蛏子、虾、蟹、芥菜等发物；适量选食一些能滋补肺脾肾的食物，如莲子、栗子、山药、黑豆、胡桃、刀豆、梨、银耳、枇杷、猪羊肺等。

④避开引发哮喘的食物。要避免苜蓿、甜菜、红萝卜、可乐、冷饮（可能引起支气管痉挛）、乳制品（包括牛奶及冰淇淋）、鱼、红肉（尤其是猪肉）、加工食品盐、菠菜、鸡肉及火鸡肉、白面粉、白糖；蛋类、核果及海产；色胺酸等。

5 过敏性哮喘的专业护理有哪些方法

随着社会的高速发展，大家赖以生存的空气质量也在慢慢变差，这种因素也会诱发过敏性哮喘疾病的。那么专业护理过敏性哮喘疾病的方法都有哪些呢？

（1）防寒保暖、预防感冒

过敏性哮喘患者由于体质较弱、抵抗能力差，在受凉感冒后极易容易诱发或加重本病，因此在日常护理过程中，应保持病房内空气清新、环境安静，温度维持在22℃～24℃左右，湿度以50%～60%为宜，避免刺激性有害气体的吸入及强光的照射，保证患者的休息，减少患者活动。

（2）树立信心消除悲观情绪

消除精神紧张、调整心理状态很多哮喘息者因经常发作，思想负担很重，尤其是儿童对疾病已产生恐惧心理。住院期间，医护人员应以亲切、关心的态度时持他们，了解他们的疾苦，使他们树立起战胜哮喘的信心，保持稳定的情绪，不急不躁。尽可能消除他们对疾病的错误认识与悲观情绪。患者应了解老年哮喘的发病原因及诱发因素，注意在日常生活中加以避免，坚持医疗体育及正确的用药，就有可能避免老年哮喘的频繁发作。

（3）饮食调养

病情急性发作时，饮食以流汁或半流汁为宜，调味要清淡可口，避免冷饮冷食。饮食上要少吃多餐，不可过饱，有很多发作是因过饱引起。急性发作特别是连续发作较长时间的患者，往往因出汗很多而丢失大量水分，容易使痰黏稠而不能顺利咳出，阻塞气道。加深呼吸道感染，而使喘息症状难以缓解。因此，必须重视及时、足量补充水分，每日鼓励饮水应达2000mL，甚至更多。有条件的还应适当静脉输液。发作期间，不吃鱼腥海味，特别是曾引起过哮喘的食物更不可食用。

（4）合理安排居室

应空气新鲜、流通，无灰尘、煤烟、烟雾、漆气及其他一切刺激性物质。在有条件的医院，可安排单人病房，尤其是较严重或在晚间发作的患者，住在大病房易干扰其他患者休息。调节合适的室温亦至关重要，大多数哮喘患者不耐寒，对温度的改变尤为敏感。被褥须温暖适中，卧床宜有靠背支撑，以便患者因气急不能平卧。枕头应准备2～3个，枕头内最好不填塞羽毛或陈旧的花絮，以免部分患者因吸入该物质而引起过敏。室内尽可能不放置花草，如夜来香或玫瑰花等，虽然有时并不必然由该种植物的花粉引起过敏，但亦可能因其香味而诱发哮喘。

（5）最好穿棉制品

过敏性哮喘患者的内衣以纯棉织品为适宜，要求光滑、柔软和平整。应避免穿化学纤维或染有深色染料衣服以及皮毛衣服。过敏性哮喘患者的衣服不宜过紧，衣领更应注意宽松。夏秋季节，穿的贴身衬衫及长裤，一般不宜选择有毛料的中长纤维等。

6 不同季节哮喘患者怎样选择饮食

哮喘的发作有其季节性。因此在各个季节，哮喘患者都应制定不同的方案治疗及预防哮喘的发作，因此，我们有必要了解一下不同季节哮喘患者的饮食。

春季，萌生，阳气升发，人体之阳气亦随之而升发，此时为扶助阳气，在饮食上也须注意。因而哮喘患者在春季可食用温性水果，如桃、杏、橘子、樱桃、栗子、松子仁、核桃等。

夏季，生长茂盛，阳气盛而阴气弱，此时，宜少食辛甘燥烈食品，以免过分伤阴，宜多食甘酸清润之品。支气管哮喘患者在夏季可食用寒凉水果，如西瓜、雪梨、柑子、香蕉等。

秋季，是果实成熟的季节，天气转凉，气候多燥，在饮食上要注意少用辛燥食品，如辣椒、生葱等，宜食用柔润食物，如梨、香蕉、猕猴桃等。老年人可采取晨起食粥法，以益胃生津。

冬季，是潜藏的季节，气候寒冷，故宜保阴潜阳，宜食谷、羊、鳖、龟、木耳等食品，注意食热饮食，以护阳气。患有哮喘冬季可食用温热水果，如核桃、橘子、苹果、广柑等。对体虚、年老之人，冬季是饮食进补的最好时机。

 哮喘患者家属应该注意什么问题

①哮喘顽固且十分痛苦，因此家人要鼓励患者树立战胜疾病的信心。调动患者主观能动性，使之掌握发病规律，寻找发病原因，避免诱发因素。

②患者居室内应保持清洁，减少烟尘等不良刺激，并要防止受凉、感冒。出汗多者，应及时擦汗，更换衬衣。

③注意观察患者咳嗽、气喘的轻重以及痰的量、性状及排出的难易等，并做好记录，以便送医院时为医生提供参考。

④在患者哮喘发作时，家人应安慰患者，消除顾虑。为减轻患者的呼吸困难，可让患者取半卧位或坐位，不让患者多说话，不勉强进食，避免情绪激动。有条件者可给予氧气吸入。

⑤鼓励患者多饮水，防止脱水，以免造成痰液干结不易咳出。对痰多而黏稠致呼吸道不畅者，可用水蒸气吸入，湿化呼吸道，稀释痰液，促进痰液排出。

⑥哮喘缓解后，让患者安心休养，以恢复体力。

⑦家庭用药，应严格掌握其用法、用量、适应证及禁忌证。如麻黄碱口服奏效慢，适用于轻度发作的患者，

合并有高血压、冠心病及甲亢的哮喘忌用；年老体弱、低血压、心率慢者忌用氨茶碱；支气管哮喘患者避免适用镇静药或阿司匹林，镇静药可导致窒息，用阿司匹林常可导致窒息，用阿司匹林可使症状加重等。

⑧注意保暖，不能受风寒、冒雨雪。在冬季随着气候变化，随时增减衣服，外出戴口罩和围巾，睡眠时衣被要轻松，不宜太重太热。

⑨沙丁胺醇或喘乐宁、氧气袋等应为家庭必备，以在哮喘发作时应急。

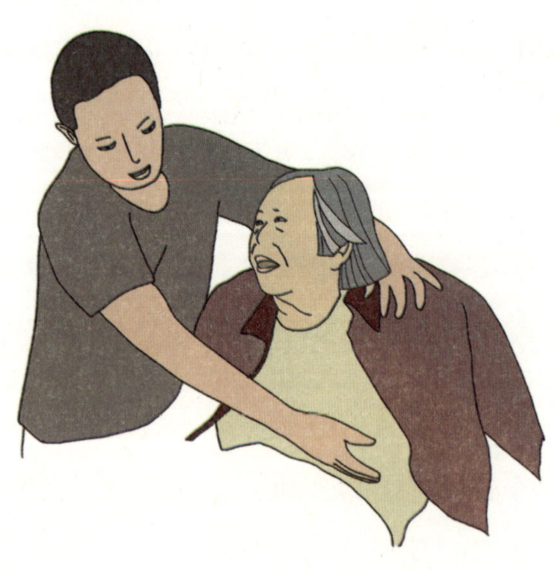

8 哮喘患者的心理护理应该怎么做

哮喘患者既有气道的病理、生理学改变，也有精神心理方面的改变，所以哮喘患者在医生的指导下积极治疗哮喘的同时，还要注意自己的心理健康。

①树立起治疗哮喘的信心：由于哮喘是一种反复发作很较难彻底治愈的疾病，因此许多患者丧失了信心。然而，事实上许多哮喘患者通过适当治疗可使病情常年缓解甚至终生不发病。这是因为在过去几十年中由于对哮喘发病机理了解不足，致使许多患者常年依赖支气管扩张剂治疗哮喘，现代医学已证实那种长期依赖支气管扩张剂的治疗方法是不恰当的，而应当把抗感染治疗作为哮喘治疗的首要措施。近年来随着抗感染治疗的广泛应用，使哮喘的治疗进入了一个崭新的领域，使长期缓解甚至治愈哮喘成为可能。

②解除对哮喘病的恐惧。许多患者对哮喘病十分恐惧，并因反复发作、治愈难度大而灰心丧气并产生忧郁心理，这样往往会影响治疗计划的实施。常见的恐惧和忧郁心理主要表现为以下几个方面：恐惧哮喘引起的死亡。当重度哮喘引起患者重度缺氧时，患者常烦躁不安，

有濒死的感觉。其实多数哮喘的死亡与治疗不及时或方法不当有关，如果患者的抗感染治疗适当或在哮喘急性发作时处理及时，可完全避免死亡；哮喘患者过度地限制自身活动。其实哮喘患者应该和正常人一样有充实的生活并尽可能参加一切正常活动；哮喘的预后问题。哮喘虽较难完全治愈，但是经过正确治疗，并不一定引起永久性的肺功能障碍。

③消除对抗哮喘药物的心理：对抗哮喘药物的心理对于治疗措施的正确实施是十分不利的，因此必须从以下几方面消除抗药心理：许多患者对长期服用某些药物，尤其是糖皮质激素的副作用产生恐惧心理，其实吸入的精皮质激素是一种局部疗法，药物很难吸收到血中，因此很少有全身副作用。在重度哮喘患者中，短程（一般在 2 周以内）给予口服糖皮质激素也十分安全。口服糖皮质激素的危害仅与长期服用有关，长期使用治疗哮喘的药物不会成瘾。许多患者对吸入疗法存在着一定的偏见，有的人嫌吸入的方法太麻烦、不易掌握，有的人误认为吸入疗法会使药物剂量越用越大，或认为长期用药会产生药物依赖性，因而对吸入疗法产生恐惧心理，这是一种非常错误的认识。吸入疗法是目前治疗哮喘的首选治疗方法，具有用药剂量小、作用迅速、副作用小等优点，其产生的药物依赖性也大大低于口服、肌注或静脉给药；对抗哮喘药物的毒性作用缺乏正确的认识。β2 激动剂可以引起心率增快、呕吐及肌肉颤动，但这些反应一般是暂时性的，经过减少药物的剂量可以减轻或消失，经过抗感染治疗后可以使这些药物的用量大大减少。

④哮喘患者的心理护理。克服自卑感和依赖感：在学龄儿童和青少年哮喘患者中，普遍存在自卑感和依赖感。突然的哮喘发作常

使患者不能适应，感到恐惧和无助，而依赖感和自信心的丧失常导致患者需要永久性的药物治疗。因此，患者要在医生的指导下努力克服自卑感和依赖感，树立起与疾病作斗争的信心，认真学习和掌握自我监测、治疗哮喘的基本知识和常用方法，参加各种有益和丰富多彩的娱乐活动。

9 哮喘患者的衣食住行要注意哪些问题

乏力、咳嗽这些症状，虽然在哮喘患者当中很容易发现，当往往会被认为是其他疾病，从而错过了对哮喘的治疗，其实，哮喘患者在有了相关症状后，只要寻求医生的帮助，就能解决这些问题，除此以外，注意自己的衣食住行也很重要。

①衣：随时增添衣服，以防感寒发病。在衣料的选择上，羊毛内衣、鸭绒背心、动物毛皮衣物及腈纶、涤纶、维棉等化学纤维衣料，易引起过敏、荨麻疹、哮喘发作，故哮喘患者的内衣以纯棉织品为宜，且要求面料光滑、柔软平整，衣服不宜过紧。另外，哮喘患者的衣裤要经常放太阳下晒，以杀灭虫螨等致敏病菌。

②食：一般鲜海鱼、虾、蟹、秋茄等均易引起过敏发喘，哮喘患者应避免食用。中医辨证属寒性哮喘者，不宜多食性偏凉的食物，如生梨、菠菜、毛笋等，而应进食性温食物如羊肉、鹅肉、姜、桂等；而热性哮喘则正好相反。荸荠、白萝卜、胡桃肉、红枣、芡实、莲子、山药等具有健脾化痰、益肾养肺之效，对防止哮喘发作有一定作用。

另外，患者还可根据自己的体质类型，适当选择些补品，这对提高机体免疫功能、增强呼吸道防御能力很有帮助。药类包括金水宝、灵芝草、胎盘、蛤蚧、玉屏风液、养肺膏等均可选食。哮喘发作时，应少吃胀气及难以消化的食物，如豆类、马铃薯、地瓜等，避免腹胀压迫胸腔而加重呼吸困难。

③住：哮喘多在夜间发作，因此患者卧室既要保持一定温度和湿度，又要保持空气流通。刚用油漆喷涂的房间不能立即进住，至少应开门窗流通一周，以防接触过敏。哮喘患者的衣被、床上用品也应少用丝棉及羽绒制品。要注意清扫死角尘埃，避免能引起过敏的螨虫孳生。枕头被褥勤日晒，尽量不用布制沙发和地毯。不养鸟，不养狗，不养花，确保哮喘不复发。

④行：患者应注意运动和耐寒锻炼，若身体许可，还可坚持用冷水擦身，持之以恒，可以增强免疫御寒能力，减少感冒和哮喘发作。另外，登高远眺、游览名山大川，也能愉悦心情，放松精神，舒张气管，对预防哮喘发作有积极作用。

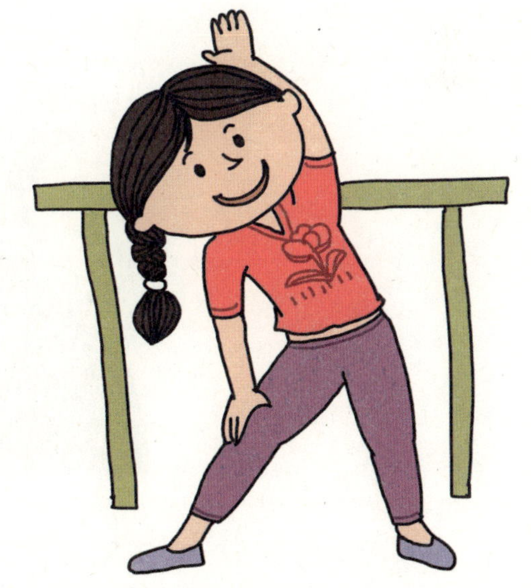

10 哮喘的护理在居室安排上应注意什么

①床铺：哮喘患者的床铺不要铺草垫；不要以毛毯作卧具；不要用鸭毛一类的动物羽毛装枕芯。被褥、枕头要经常在阳光下晾晒，被套、床单、枕芯等每周要清洗一次。枕芯内容物至少每月要更新一次，或倾倒出来暴晒后再次使用。

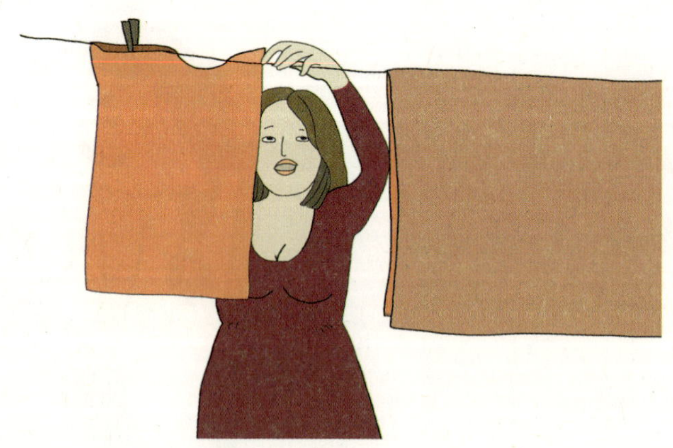

②装饰品：尽量减少居室内可存污藏垢的装饰品，墙上的壁挂、镜框、壁钟要垂直悬挂，不要倾斜，以免积存灰尘，利于尘螨、真菌孢子的生长繁殖。室内不要摆插鲜花，不少患者哮喘发作与花粉有关。

③地毯：每平方厘米地毯上可储藏尘螨数千只，真菌孢子更不计其数。因此，哮喘患者房内不宜铺地毯。

④沙发：内有弹簧、棉花或泡沫塑料。起坐时其伸缩范围较大，伴随压力对沙发的伸缩，大量尘螨、真菌孢子可以远距离播散开来。因此，沙发（尤其是布艺沙发）是哮喘患者房间忌放的家具之一。

⑤窗帘：拉动窗帘时可脱落灰尘、花粉、真菌孢子等污染空气。因此窗帘应以薄纱制品为好，每两周清洗一次，避免挂长绒毛窗帘。

⑥玩具：儿童哮喘者，原则上不宜玩布制或毛制的各种玩具。

11 清洗哮喘患者衣物要注意什么

支气管出现病毒感染，会刺激我们的支气管，从而导致哮喘发病，另外，哮喘患者穿着的衣服，会存在一些过敏的反应原，这样很容易导致哮喘病情的反复，我们要注意清洗好患者的衣物，那么清洗哮喘患者衣物要注意什么事情呢?

把床上用品在热水或处理过的水中清洗、把床垫和枕头放在包装袋里，尘瞒变应原的水平立刻会降低十倍。另外，靠近床的位置的变应原的数量较少。

减少变应原的数量能使变态反应和哮喘症状减轻。一昼夜24小时中，人在床上度过的时间达8小时之久。如果吸入的变应性物质减少，变态反应和哮喘至少能在生命中三分之一的时间内得到改善。注意，洗衣水至少在130℃才能杀死瞒虫。不过，水温低一点也能达到同样效果。羽绒被和羊毛材料制品都怕热水，温水对它们更适宜。使用杀螨虫的含有活性成分苯甲酸苄酯添加剂效果也不错。

调查结果显示，45%的美国家庭中的尘螨水平都足可以导致变态反应。另外在23%的家庭中，尘瞒非常普遍，足可以使对尘螨产生变态反应的哮喘患者病情恶化。

用变应原无法透过的袋子装上枕头和床垫。最好的材料包括一个棉花聚酯上层和一个乙烯基底层。

用极热的水或含有杀螨虫因子的水每周洗一次床具。把室内的小垫子拿到户外车道上，把背面翻转在太阳下晾晒，剥夺尘螨赖以生存的潮湿环境。如果是在正午，约1小时时间这些害虫就会死掉。把孩子的填充衣物放在塑料袋里，然后放入冰箱中，几小时后，尘瞒就会被冻死。

12 哮喘的家庭保健方法哪些有效

我们可以让哮喘患者喝一些猪肺粥，这样对于调理身体，预防哮喘发作非常有效，另外，还有很多家庭护理方法，是需要哮喘患者及其家人去学习的，这样才能治好哮喘。

首先注意食品的选择，特别是在患者哮喘发作期，应供给营养丰富、清淡易消化的食物，如藕粉、牛奶、蛋羹、米粥等。平常也要保证营养及进食量，少吃油腻或过甜的食物，避免吃生冷食品。如对某些食物过敏就应忌口，以免诱发哮喘发作。

其次注意居室环境，要保持室内空气新鲜，定时通风换气。要保持室温，以22℃～25℃为宜。要保持室内一定湿度，最好相对湿度在50%～60%为宜，吸入湿润的空气有利于呼吸道黏膜纤毛发挥正常的运动功能。可经常在地上洒些水或拖地，冬季可把湿布放在暖气上，可打开壶盖让水保持沸腾状态，有条件可用空气加湿器，增加室内湿度。此外，还要经常清扫室内积尘，最好不养宠物，要注意避免患儿被动吸烟等。

再次，长期吸入皮质激素对预防哮喘发作有一定的疗效，这也是目前哮喘治疗最好的方法。有些家长担心激素有副作用，不愿让小孩配合治疗而造成病情反复发作。实际上，只要剂量适当并掌握正确的用药方法，不良作用很小。但需注意，吸药后必须马上用凉开水漱口，以免药物残留在口腔及咽喉部刺激黏膜，引起局部不良反应，如念珠菌感染、声音嘶哑或上呼吸道不适等，或咽下后经胃肠道吸收引起全身反应。

13 哮喘患者的日常保健有什么原则

①要避开过敏源。常见的过敏源有风媒花粉（构树、蓖麻、蒿草等）、真菌孢子、屋尘、某些生产性粉尘（如棉尘、蚕蛾的粉尘、山药粉，某些洗涤剂及某些化工厂的刺激气体、药品）等。

②要暑天治疗。从小暑至立秋，人称为“伏夏”，即“三伏天”，是全年气温最高，阳气最旺盛的时候。“春夏养阳”，此时予以治疗，可以使患者的阳气充实，增强抗病能力。

③应怡情悦性。许多临床资料表明，由于情绪因素而诱发哮喘者，约占30%～70%。情绪诱因主要包括过度紧张、焦虑，尤其是忧虑、委屈和气恼等。这些虽然不是哮喘的原发病因，却可影响发作的次数和病情。因此，哮喘患者要做到怡情悦性，襟怀坦荡，避免情志刺激，以免复发。

④要重视饮食调养。应多吃萝卜，白萝卜、胡萝卜均可。若一些哮喘患者察觉自己是吃了某种食物（如虾、蟹）诱发哮喘或加重了病情，则一定要禁吃这些食物。

⑤应避免劳累。因为过度劳累，会消耗正气，损伤

脏腑，造成抵抗力低下，而成为哮喘发作的诱因。

⑥运动养生。哮喘患者的运动养生要特别注意对肺、脾、肾三条经络和脏腑功能的锻炼，保持肺、脾、肾三条经络和脏腑的阴阳平衡和气血运行的通畅与润顺，平日可在肺经主时（5～7 时）做直接锻炼和提高。

另外，哮喘的发作往往与运动方式、强度和持续时间有关。哮喘患者的发作程度与运动时气道内热量丢失的变化成正比。热量丢失与吸入气体的温度和湿度有关。因此，不同的运动方式，热量丢失程度不同，导致支气管反应亦不同。哮喘的发生与运动的种类、紧张性及当时的气候亦有关。夏季游泳、划船、举重等运动，较少引起哮喘发作。而在寒冷季节，户外竞走、爬山、跑步、球类运动等都容易诱发哮喘。一些轻体力活动，如散步、太极拳、高尔夫球等，较少引起哮喘。有研究表明，一般短于 5 分钟的运动较少引起哮喘发作，剧烈运动 5～10 分钟后才会引起哮喘发作。

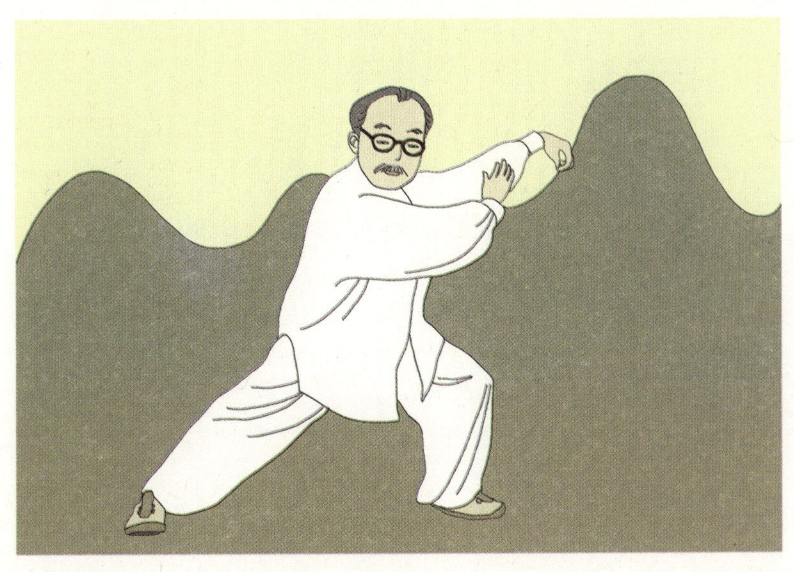